Aufgaben=Sammlung

aus der Praxis des

Drogisten=Berufes

Lehrbuch für den Unterricht im
kaufmännischen Rechnen an

Drogisten=Fachschulen

und zum Gebrauch
in der Praxis.

Bearbeitet von

Erich Lasch

Lehrer an der Fachschule der Drogisteninnung
zu Berlin.

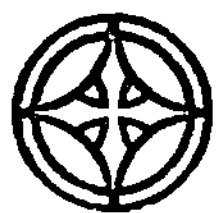

Springer-Verlag Berlin Heidelberg GmbH

ISBN 978-3-662-24527-9   ISBN 978-3-662-26672-4 (eBook)
DOI 10.1007/978-3-662-26672-4

Vorwort.

Wie schon der Titel nachfolgenden Werkchens bereits besagt, soll sein Inhalt als praktischer Lehrstoff für den Rechenunterricht in Drogistenfachschulen Verwendung finden.

Der Schüler tritt, entsprechend seiner Vorbildung mit einem mehr oder weniger großen Wissensfonds in dieser Disziplin versehen, in den Drogistenberuf ein. Der Rechenunterricht seiner bisherigen Schule brachte ihm nach den vier Grundrechnungsarten, den Dezimal= und gemeinen Brüchen, die üblichen bürgerlichen Rechnungs= arten, Mischungs=, Prozent=, Gesellschafts=, Zinsrechnung u. a. m.

Die knappe Zeit der praktischen Lehre, welche durch den Schul= besuch schon erheblich gekürzt wird, gibt dem jungen Fachgenossen im Geschäft wenig Gelegenheit, seine Rechenkenntnisse praktisch zu betätigen, und vieles Erlernte auf diesem Gebiet fällt der Vergessen= heit anheim. In der späteren Praxis als selbständig arbeitender Gehilfe und Chef bildet dieser Umstand einen empfindlichen Mangel.

Wohl gibt es eine Reihe ähnlicher Lehrbücher für den Rechen= unterricht an kaufmännischen Anstalten. Die darin enthaltenen Auf= gaben sind jedoch zu allgemein gewählt, in Preis= und Gewichts= verhältnissen nicht immer der Praxis entlehnt. Es ist ferner eine alte Erfahrung, daß das Rechnen mit **unbenannten** Zahlen allzu eintönig empfunden wird. **Benannte** Zahlen und das damit ver= knüpfte Verhältnis zum Beruf, beides richtig gewählt und der Praxis entnommen, sollen dem Rechnen das allzu Mechanische nehmen und das Interesse des Schülers erwecken und fesseln.

Nach diesen Ausführungen wird es auch verständlich werden, daß die Aufgaben der vier Grundrechnungsarten schon als leicht kombinierte Exempel gewählt und nicht als einzelne Gruppen auf= gefaßt sind. Dem Schüler wird durch die Bezeichnung als Ad= ditions= oder Subtraktions= usw. Aufgabe der Weg sofort gewiesen, sein Denkvermögen und die Fähigkeit schneller und richtiger Schluß= folgerung wird nur mangelhaft betätigt und das Rechnen mechanisch. — Es ist daher auf eine methodische Gliederung der Grund= rechnungsarten verzichtet.

IV

Auch die Bruch= und Dezimalbruchrechnung konnten, da sie Wiederholungen darstellen, in ihren Grundzügen nur kurz erläutert werden.

Der geringe Umfang und Preis des Werkchens rechtfertigt wohl diese Umstände.

Fast sämtliche Aufgaben sind aus der Praxis des Verfassers entnommen und sollen den Schüler gleichzeitig mit Namen und Preis der Waren, Handelsgebräuchen und =bezeichnungen bekannt machen.

Möge das Werkchen sich eines wohlwollenden freundlichen Empfangs erfreuen und seinen Zweck erfüllen.

Der Verfasser.

Inhaltsverzeichnis.

Deutsche Münzen, Maße und Gewichte.

Münzen

1 Mark . . . . ℳ = 100 Pfennige

Längenmaße

1 Meile . . . . . . Meile = $7^1/_2$ km,
genau 7420,4 m
1 Kilometer . . . . km = 1000 m
1 Hektometer . . . hm = 100 „
1 Dekameter . . . . dkm = 10 „
1 Meter . . . . . . m
1 Dezimeter . . . . dcm = $^1/_{10}$ „
1 Zentimeter . . . cm = $^1/_{100}$ „
1 Millimeter . . . mm = $^1/_{1000}$ „

Flächenmaße

1 Quadratmeile . .
1 Hektar . . . . . . ha = 100 a
1 Ar . . . . a = 100 qm
1 Quadratdekameter qdkm = 10 qm
1 „ meter . . qm = 1 „
1 „ dezimet. qdcm = $^1/_{10}$ „
1 „ zentimet. qcm = $^1/_{100}$ „
1 „ millimet. qmm = $^1/_{1000}$ „

Hohlmaße

1 Hektoliter . . . . hl = 100 l
1 Liter . . . . l = 1000 ccm

Körpermaße

1 Kubikmeter . . . cbm = 1 000 000 ccm
1 „ zentimeter . ccm =
1 „ millimeter . cmm =

Gewichte

1 Tonne . . . . . . t = 1000 kg
1 Doppelzentner . dz = 100 „
1 Kilogramm . . . kg = 1000 g
1 Hektogramm . . hg = 100 „
1 Dekagramm . . . dkg = 10 „
1 Gramm . . . . . g = 1 „
1 Dezigramm . . . dcg = $^1/_{10}$ „
1 Zentigramm . . cg = $^1/_{100}$ „
1 Milligramm . . . mg = $^1/_{1000}$ „

Zählmaße

1 Dutzend . . . . . Dtzd. = 12 Stck.
1 Mandel . . . . . Mdl. = 15 „
1 Schock . . . . . . Schock = 60 „
1 Groß . . . . . . Grs. = 144 „
1 Ries . . . . Rs. = 10 Bch.
= 100 Heft
= 1000 Bogen

Die vier Grundrechnungsarten.

1. Zusammenzählen = addieren, Zeichen $+$ plus.

$$\left.\begin{array}{r} 17 \\ 8 \\ 141 \\ 2 \\ 1004 \end{array}\right\} \begin{array}{c} \text{Summanden} \\ \text{oder} \\ \text{Posten} \end{array}$$

$$\overline{1172}\ \text{Summe}$$

Regel:
Einer unter Einer,
Zehner unter Zehner
usw.

2. Abziehen = subtrahieren, Zeichen $-$ minus.

$$\begin{array}{rl} 61\,405 & \text{Minuendus} \\ -\quad 114 & \text{Subtrahendus} \\ \hline 61\,291 & \text{Differenz} \end{array}$$

3. Vervielfältigen = multiplizieren, Zeichen $\times$ oder $\cdot$.

$$\begin{array}{rl} 60 & \text{Multiplikandus} \\ \times\ 7 & \text{Multiplikator} \\ \hline 420 & \text{Produkt} \end{array}$$

4. Teilen = dividieren, Zeichen $:$. $408 : 2 = 204$.

$$\begin{array}{rl} 408 & \text{Dividendus} \\ 2 & \text{Divisor} \\ 204 & \text{Quotient} \end{array}$$

Die lateinischen Zahlenbenennungen müssen gut gemerkt werden, da sie im Unterricht oft gebraucht werden.

Die **Faktoren** einer Aufgabe sind benannte Zahlen.

Man rechne mit **gleichbenannten** Faktoren, anderenfalls mache man sie vorher gleichnamig.

Beispiel: Nicht: 16 m $\times$ 24 cm, sondern:

$$1600 \text{ cm} \times 24 \text{ cm oder } 16 \text{ m} \times 0{,}24 \text{ m}.$$

---

1. 10 Fässer Firnis wiegen brutto 147, 196, 201, 181, 192, 179, 169, 196, 174, 188 kg. Die einzelnen Taragewichte sind: 26, 31, 24, 30, 31, 28, 26, 36, 31, 29 kg. Das kg Firnis kostet im Einkauf 87 ₰.

a) ? Brutto
b) ? Tara } Gewicht der ganzen Sendung?
c) ? Preis.

Lösung:

						Hauptregel:
147	kg brutto	26	tara			Einer unter Einer
196	„ „	31	„			Zehner „ Zehner
201	„ „	24	„			usw.
181	„ „	30	„			
192	„ „	31	„			
179	„ „	28	„			
169	„ „	26	„			
196	„ „	36	„			
174	„ „	31	„			
188	„ „	29	„			

1823 kg — 292 kg = 1531 kg $\times$ 87 ₰
= 133 197 ₰ oder **1331,97** ℳ.

2. 12 Fässer **Karbolineum** haben folgende Brutto-Gewichte:

145 kg
239 „   Wieviel beträgt das Gesamt-Brutto-Gewicht?
196 „
181 „
176 „   Brutto: **Verpackung u. Ware.**
219 „   Netto: **Ware.**
201 „   Tara: **Verpackung.**
185 „
143 „
157 „
196 „
184 „

3. 10 Ballons **Schwefelsäure**, von welcher das kg 13 ₰ kostet, haben folgende Brutto- und Tara-Gewichte:

85, 71, 81, 64, 96, 47, 51, 62, 79, 76 kg Brutto.
5, 6, 5, 4, 9, 4, 5, 6, 8, 7 kg Tara.

Der leere Ballon wird mit 1,50 ℳ berechnet, dazu kommen Frachtunkosten mit 7,80 ℳ für die ganze Sendung. Ueber welchen Endbetrag muß die Rechnung lauten?

4. 15 Fässer **Firnis** haben folgende Brutto-Gewichte: 137, 195, 176, 195, 141, 139, 146, 178, 191, 168, 145, 194, 168, 186, 178 kg. Die Tara-Gewichte sind: 17, 21, 19, 20, 18, 18, 19, 16, 23, 18, 17, 21, 19, 21, 20 kg. Das kg Firnis kostet im Einkauf 92 ₰, das leere Faß wird mit 2,50 ℳ

berechnet. Wie teuer stellt sich die Sendung, wenn noch
11,80 ℳ Fracht und 4,50 ℳ Rollgeld bezahlt werden müssen?

---

5. Eine Kiste mit **Stearinlichten** enthält:
    240 **Stück** 6 er | 6 ⎱
    240 „   8 er | 8 ⎰ Stck. auf ein ℳ.
Jedes Pfundpaket besteht aus 470 g Lichten (Netto) und 30 g
Papier (Tara). Das Tara-Gewicht der leeren Kiste ist 7 kg.
Wieviel wiegen: a) die 6 er ⎱
            b) die 8 er ⎰ Netto?
            c) das Papier aller Pakete?
            d) die ganze Sendung inklusive Kiste?

Lösung:
  6 Stck. = 1 Paket.
240 „ = ? „   240 : 6 = 40 Pak. ✕ 470 g = 18,800 kg
                240 : 8 = 30 „ ✕ 470 „ = 14,100 „
   1 Pak. = 30 g Papier, 70 „ ✕ 30 „ = 2,100 „
                             Kiste 7,000 „
                                  42,000 kg

6. **Derselbe Vorgang mit gleichen Bedingungen.**
   360 Stck. 6 er ⎱
   560 „   8 er ⎰ Papier 30 g pro Paket, Kiste leer 9 kg.
? Gewicht der 6 er, 8 er, des Papiers u. Brutto-Gewicht der
ganzen Sendung?

---

7. **Desgl.** 384 Stck. 6 er ⎱
         512 „   8 er ⎰ dieselben Fragen.
   Kiste 5 kg.

8. **Desgl.** 492 Stck. 12 er ⎱
         576 „   8 er ⎰ dieselben Fragen.
   Kiste 4,5 kg.

9. **Desgl.** 942 Stck. 6 er ⎱
         112 „   8 er ⎰ dieselben Fragen.
         888 „ 12 er
   Kiste 9,4 kg.

10. **Desgl.** 784 Stck. 8 er ⎱
         1116 „   6 er ⎰ dieselben Fragen.
         1044 „ 12 er
   Kiste 26,6 kg.

1*

11. **Lichte** in Packungen zu **36, 24, 18, 16, 12, 8** und **6** Stck.

$$\left.\begin{array}{ll} \text{396 Stck.} & \text{36 er} \\ \text{288 \_} & \text{24 er} \\ \text{306 \_} & \text{18 er} \\ \text{448 \_} & \text{16 er} \\ \text{336 \_} & \text{12 er} \\ \text{448 \_} & \text{8 er} \\ \text{222 \_} & \text{6 er} \end{array}\right\}$$ a) ergeben **je** wieviel **Pakete?**

b) Jedes Paket besteht aus 470 g Ware u. 30 g Packpapier. Wieviel wiegt die ganze Sendung Netto? c) das **Papier,** d) **Brutto,** wenn die Kiste der Sendung 27 kg wiegt?

12. Eine Rechnung über eine Sendung **medizinischer Seifen** lautet:

$\frac{1}{2}$ Dzd. Benzoê =Seife, Dzd.=Preis 3,60 ℳ
$\frac{1}{2}$ „ Borax „ „ 2,30 „
$\frac{3}{4}$ „ Fichtenteer „ „ 2,40 „
$\frac{3}{4}$ „ Carbolteer „ „ 1,00 „
$3\frac{1}{2}$ „ Gall „ „ —,80 „
$1\frac{1}{2}$ „ „ „ „ 1,10 „
$1\frac{1}{2}$ „ Schwefel „ „ 2,80 „
$\frac{3}{4}$ „ „ teer „ „ 1,80 „

a) Welches ist der Endbetrag der Rechnung?

b) Was kostet ein Stück der Einzelsorte?

13. Eine **Pinselrechnung** lautet über:

4 Dzd. zu 1,15 ℳ $\frac{3}{4}$ Dzd. zu 9,00 ℳ
2 „ „ 1,65 „ $\frac{1}{2}$ „ „ 11,80 „
3 „ „ 2,15 „ $\frac{1}{4}$ „ „ 14,60 „
$\frac{1}{2}$ Grs. „ 2,90 „
4 Dzd. „ 3,70 „
$2\frac{1}{2}$ „ „ 4,40 „   **a) und b)**
$1\frac{1}{2}$ „ „ 5,70 „   Dieselben Fragen aus
$1\frac{1}{3}$ „ „ 6,90 „   voriger Aufgabe.

14. Eine **Rechnung** über 11 Sorten **Pinsel** lautet:

1 Dzd. = 10,20 ℳ   2 Dzd. = 17,28 ℳ
$\frac{1}{2}$ „ = 11,40 „ $1\frac{1}{3}$ „ = 8,82 „
6 „ = 38,88 „ $\frac{1}{2}$ „ = 13,02 „
1 Grs. = 23,04 „   3 „ = 34,20 „
6 Dzd. = 90,72 „ $2\frac{1}{2}$ „ = 18,60 „
5 „ = 11,40 „

Wie hoch ist der Preis jeder einzelnen Pinselsorte?

15. Wieviel kosten

4 Fässer **Pottasche** zu 300 kg und 6 Fässer zu 50 kg Netto, wenn das kg mit 47 ₰ berechnet wird?

16. 8 **Ballons Salzsäure**, von welcher 100 kg 8,25 ℳ koften,
haben folgende Netto-Gewichte: 82, 78, 65, 71, 89, 82, 78,
79 kg. Der leere Ballon wird mit 1,25 ℳ berechnet. Wieviel koftet die ganze Sendung?
    Löfung: Gefamtgewicht: 624 kg.
        100 kg 8,25 ℳ
          1 „ 8,25 ₰ ✕ 624 kg =   x
                    + 8 Ball. zu 1,25 ℳ 10,— ℳ
                  = Gefamtbetrag

17. Wir beziehen:
    6 Dßd. Sodener Paftillen, die Schachtel mit 57 ₰
    8 „ Emfer   „   „   „   „ 56 „
und zahlen für Kifte und Porto 2,90 ℳ. Wie teuer ftellt
fich die einzelne Schachtel, beide Sorten zufammengenommen?

18. Von 1¹⁄₂ Grs. **Stoffarben** in Päckchen werden verkauft:
2 Dßd. 7 Stck., 4 Stck., 1 Dßd. 5 Stck., 1 Dßd. 5 Stck.,
3 Dßd. 9 Stck., 1 Dßd. 7 Stck., 4 Stck., 8 Stck., 1 Dßd.
9 Stck. Wieviel Dßd. und Stück verbleiben?

19. Ein Faß **Effig** enthält 899 l. Wir verkaufen: 17 l, 2 hl,
116 l, 1 hl 42 l, 63 l, 8 l, 2 hl 18 l. Wieviel hl und
l beträgt der Reft?

20. Ein Poften **Watte** befteht aus:
    40 Pack zu 10 g, 5 ₰ Einkauf, 10 ₰ Verkauf.
    50 „ „ 15 „ 7 „ „ 12 „ „
    50 „ „ 25 „ 11 „ „ 20 „ „
    30 „ „ 50 „ 14 „ „ 25 „ „
    25 „ „ 100 „ 19 „ „ 40 „ „
    15 „ „ 250 „ 38 „ „ 75 „ „
    15 „ „ 500 „ 72 „ „ 125 „ „
Wieviel beträgt: a) **Einkf.**, b) **Verkf.**, c) **Verdienft** am
ganzen Poften? d) Wieviel beträgt das **Gewicht** der Sendung?
Löfung:

    40 ✕ 5 ₰ **Einkf.** = 200 ₰ ✕ 10 ₰ **Verkf.** = 4,00 ℳ ✕ 10 g
    50 ✕ 7 „ „ = 350 „ ✕ 12 „ „ = 6,00 „ ✕ 15 „
    50 ✕ 11 „ „ = 550 „ ✕ 20 „ „ = 10,00 „ ✕ 25 „
    30 ✕ 14 „ „ = 420 „ ✕ 25 „ „ = 7,50 „ ✕ 50 „
    25 ✕ 19 „ „ = 475 „ ✕ 40 „ „ = 10,00 „ ✕ 100 „
    15 ✕ 38 „ „ = 570 „ ✕ 75 „ „ = 11,25 „ ✕ 250 „
    15 ✕ 72 „ „ = 1080 „ ✕ 125 „ „ = 18,75 „ ✕ 500 „
      Einkf. 36,45 ℳ   **Verkf. 67,50 ℳ**
                        Gewicht = 17650 g

21. Ein andrer Posten **Watte** besteht aus:

60	Pack	zu	6	₰	Eff.,	10	g,	0,10 $\mathscr{M}$ Vkf.
25	„	„	9	„	„	15	„	0,15 „ „
45	„	„	13	„	„	25	„	0,20 „ „
30	„	„	19	„	„	50	„	0,30 „ „
25	„	„	29	„	„	100	„	0,40 „ „
10	„	„	41	„	„	250	„	0,60 „ „
5	„	„	74	„	„	500	„	1,10 „ „

Wieviel beträgt:
a) der Einkaufspreis und Verkaufspreis der einzelnen Posten?
b) der Einkaufspreis der ganzen Sendung?
c) der Gesamtverdienst?
d) das Gewicht der Sendung?

---

22. Eine Sendung **Weinkorken** besteht aus:

2500	Stck.,	das Mille (Tausend)	6,50	$\mathscr{M}$
3500	„	„ „	11,20	„
1500	„	„ „	8,30	„
2500	„	„ „	13,80	„
1750	„	„ „	9,30	„
3250	„	„ „	10,70	„

Wieviel: a) Korke bezogen wir, b) betrug die Rechnung zu=
züglich 1,80 $\mathscr{M}$ für Fracht und 0,75 $\mathscr{M}$ für Verpackung?

---

23. Löslichkeitstabelle

a)	25	Teile Wasser lösen	1	Teil	Borsäure
b)	10	„ „	„	1	„	Oxalsäure
c)	600	„ „	„	1	„	Salizylsäure
d)	2	„ „	„	1	„	Eisenvitriol
e)	1	„ „	„	1	„	Pottasche
f)	4	„ „	„	1	„	Salpeter
g)	7	„ „	„	1	„	Milchzucker
h)	192	„ „	„	1	„	Cremortartari
i)	16	„ „	„	1	„	Uebermangans. Kali
k)	3	„ „	„	1	„	Kochsalz
l)	40	„ „	„	1	„	Kleesalz
m)	15	„ „	„	1	„	Karbolsäure

Wieviel g dieser Chemikalien werden durch 5 kg Wasser gelöst?

---

24. Wieviel Wasser ist erforderlich, um laut vorstehender Tabelle
folgende Mengen Chemikalien zu lösen?
a) 50 g Borsäure, b) 400 g Milchzucker, c) 250 g Kleesalz.

d) 16 g Oxalsäure, e) 180 g Kochsalz, f) 100 g überm. Kali,
g) 6 g Salizylsäure, h) 40 g Cremortartari.

---

25. In einer **Kasse** sind viele Geldsorten vorhanden, und zwar:

413 —	1 ₰ Stücke
67 —	2 „ „
205 —	5 „ „
305 —	10 „ „
19 —	50 „ „
41 —	1 ℳ „
116 —	2 „ „
72 —	3 „ „
68 —	5 „ „
13 —	10 „ „
39 —	20 „ „
1 —	100 „ Schein

Wir bezahlen davon:

16 Arb. 6 Werktage, für den Arbeitstag 3,70 ℳ,
52 Arb. 6 Werktage, für den Tag 2,90 ℳ.

Welcher Betrag verbleibt in der Kasse?

26.

29 —	5 ₰ Stücke
345 —	10 „ „
23 —	2 „ „
64 —	1 „ „
130 —	50 „ „
11 —	1 ℳ „
42 —	2 „ „
97 —	3 „ „
14 —	5 „ „
7 —	5 „ Scheine
11 —	10 „ „
4 —	20 „ „
13 —	50 „ „
2 —	100 „ „
1 —	1000 „ „

Wir zahlen aus:

18 Arb. $\times$ 6 Tage, pro Tag 2,20 ℳ
45 Arb. $\times$ 6 Tage, pro Tag 3,70 ℳ
25 Arb. $\times$ 6 Tage, pro Tag 4,10 ℳ

a) ? Geld **war** vorhanden,
b) ? „ wird ausgegeben,
c) ? „ verbleibt?

27. Wieviel kosten a) 7 Kisten Zuckerkand, wenn das kg 72 ₰ kostet und jede Kiste netto 25 kg wiegt?

Wieviel kosten dann: b) 25 Kisten, c) 3 Kisten, d) 12 Kisten?

28. Wir beziehen **Stoffarben** in Päckchen

1 Grs.	Schwarz	zu 11 ₰	das Pack
3 Dtzd.	Grün	„ 6 „	„ „
6 „	Schwarz	„ 6 „	„ „
5 „	Blau	„ 12 „	„ „
4 „	Braun	„ 12 „	„ „

4 Dtzd. Braun zu 6 ₰ das Pack.
6 Stck. Violett „ 12 „ „ „
Auf wie hoch beläuft sich die Rechnung?
Lösung: Grs. u. Dtzd. in Stck. verwandeln, × Preis.

---

29. Eine Sendung **Bronze** in Paketen, bei welchen die **Hälfte** am **Verkauf** verdient wird, besteht aus:

6 Dtzd.	Silber,	10 ₰ Verkauf		
1 Grs.	Dukat-Gold,	10 „ „		? Einkauf.
6 Dtzd.	„ „	25 „ „		? Verdienst.
3 „	Hell- „	25 „ „		? Verkauf.
4 „	Kupfer- „	10 „ „		

Lösung: Wie oben; Gesamtverkaufpreis durch 2 teilen; es verbleibt der Verdienst.

---

30. Eine Kasse nimmt ein im:

April 1911	ℳ	9 683	Oktober	ℳ	10 099
Mai	„	9 704	November	„	8 513
Juni	„	9 251	Dezember	„	9 219
Juli	„	8 718	Januar 1912	„	8 532
August	„	8 834	Februar	„	8 242
September	„	11 495	März	„	10 388

Wie hoch ist die Gesamteinnahme?

---

31. **Sparkasseneinnahmen** in den Jahren:

1911		1910		1909		1908	
53 022	ℳ	51 525	ℳ	57 001	ℳ	61 286	ℳ
57 151	„	54 020	„	55 138	„	56 314	„
57 640	„	54 498	„	56 134	„	62 040	„
51 794	„	47 561	„	52 711	„	56 076	„
54 543	„	50 532	„	49 268	„	51 596	„
63 344	„	51 478	„	51 074	„	52 888	„
51 526	„	45 241	„	43 832	„	47 677	„
45 162	„	42 623	„	42 886	„	44 363	„
54 580	„	51 281	„	50 962	„	53 030	„
43 080	„	38 945	„	37 795	„	43 130	„
42 963	„	39 354	„	38 724	„	40 883	„
53 552	„	51 467	„	53 036	„	55 930	„

a) Wieviel in jedem Jahr?
b) Wieviel in den 4 Jahren?

32. Bei einer Sparkasse betrugen die

	Einzahlungen	Rückzahlungen
im Monat April	7 342 460,73 ℳ	6 429 114,99 ℳ
Mai	6 080 325,66 „	6 161 169,19 „
Juni	5 762 122,14 „	5 872 310,02 „
Juli	6 848 537,76 „	5 993 461,24 „
August	6 032 594,76 „	5 996 472,82 „
September	4 895 291,47 „	7 902 925,48 „
Oktober	6 535 659,73 „	6 597 217,94 „
November	5 817 479,87 „	5 513 887,58 „
Dezember	5 430 702,10 „	6 115 531,42 „
Januar	9 455 227,72 „	5 355 029,35 „
Februar	6 606 827,31 „	5 055 882,30 „
März	6 495 465,23 „	6 822 551,80 „

a) Wieviel wurde eingezahlt? b) Wieviel wurde zurückgezahlt?
c) Wieviel betrug der **Umsatz** in den einzelnen Monaten?
d) Wieviel betrug die **Differenz** bei den einzelnen Monaten?
e) Wieviel betrug der **Gesamtumsatz** im Jahre? f) Wieviel betrug die **Gesamtdifferenz**?

33. 1 Liter Essig enthält 60 g Essigsäure. Wieviel **Säure**
enthalten:
a) 6 l, b) 11 l, c) 47 l, d) 113 l, e) 21 l, f) 29$\frac{1}{2}$ l,
g) 45$\frac{1}{2}$ l.

---

34. Wieviel l **Essig** ergeben dann:
a)	330 g	f)	1440 g		
b)	195 „	g)	840 „		
c)	960 „	h)	300 „	}	**Säure?**
d)	1140 „	i)	1500 „		
e)	1260 „	k)	660 „		

---

35. Von einem Ballen **Korke** werden verkauft: 75, 750, 125,
375, 220, 1050, 605, 2205, 875 Stck.
Wieviel Korke enthielt der Ballen, wenn das verkaufte Quantum
$\frac{1}{6}$ der Gesamtmenge ausmacht?

---

36. Eine Kiste mit **Kreolin in Flaschen** enthält:
12 Fl. zu 100 g, 3,60 ℳ Einkauf
24 „ „ 50 „ 4,80 „ „
30 „ „ 20 „ 5,00 „ „
a) Wieviel ist der **Gesamtbetrag** der Rechnung, b) wieviel
ist der **Einkaufspreis** der **einzelnen Flasche**, c) wieviel wird

an jeder der 3 Größen **verdient**, wenn der Verkaufspreis
der 3 Größen 50, 35 und 20 ₰ beträgt?

---

37. 3 Faß **Honig** 1. Sorte, das Kilo 1,16 ℳ
    5 „ „ 2. „ „ „ 1,08 „
    von denen jedes Faß 75 kg Brutto mit 9 kg Tara wiegt,
    sind im Preise zu berechnen. (Fässer inklusive.)

---

38. 6 Faß **Eisenvitriol**, je 50 kg, Einkf. kg 8 ₰ | kosten
    4 „ „ „ 300 „ „ „ 7 „ | wieviel?
    (Fässer inklusive.)

39. 6 Faß **Salpeter**, je 50 kg, Einkf. kg 0,54 ℳ | kosten
    4 „ „ „ 300 „ „ „ 0,51 „ | wieviel?
    (Fässer inklusive.)

40. Eine Farbensendung besteht aus
    1 Faß Ocker, Einkf. kg 0,18 ℳ, Netto 50 kg
    1 Faß Chromgrün (kg 45 ₰), Brutto 61, Tara 6 kg
    1 Faß Frankfurter Schwarz (kg 14 ₰), 260 kg Brutto,
    21 kg Tara. Die Fässer sind nicht berechnet. Auf wie
    hoch beläuft sich der Gesamtpreis?

---

41. Aus einem Sack, 50 kg **Naphtalin** enthaltend, werden ab=
    gefaßt: 25 halbe, 60 viertel, 75 achtel kg und 75 × 50 g.
    a) ? kg wurden abgefaßt?, b) ? verbleiben?

42. Ein Faß enthält 8³/₄ hl **Essig**. Es werden verkauft:
    17 l, 2 hl 3 l, 49 l, ¹/₂ hl, 104 l, 1 hl 14 l, 76 l,
    1 hl 1 l, ¹/₂ l. Wieviel l verbleiben?

43. Ein Faß **Firnis** enthält netto 345 **kg**. Wir verkaufen:
    ¹/₄ Ctr., 15 ℔, 30 kg, 1¹/₄ Ctr., 6 kg 40 ℔, und fügen
    1 Ctr. Firnis neu hinzu. Wieviel enthält nunmehr das
    Faß?

44. Ein Faß **Spiritus**, netto 216 kg enthaltend, wird um
    192 kg entleert und mit 40 kg Wasser versetzt. Wieviel
    kg Mischung enthält es?

Dezimalwagen-Gewichte.

Die Dezimalwage ist ein ungleicharmiger Hebel. Sein Unter=
stützungspunkt befindet sich genau am 1. Zehntel des Wagebalkens.
Man bedarf daher zur Bedienung einer solchen Wage an Gewichten
nur den 10. Teil der Last.

Beispiel: Sollen 25 ℔ = 12,5 kg gewogen werden, so sind demnach der 10. Teil der Last, gleich 1250 g erforderlich.

45. Für folgende Lasten sind wieviel an Gewicht erforderlich? (1 ℔ = 500 g.) a) 8 ℔, b) $\frac{1}{8}$ Ctr., c) $\frac{1}{4}$ Ctr., d) 6 ℔, e) 16 ℔, f) 75 ℔, g) 12 kg, h) 25 kg, i) 7 ℔, k) 14 kg, l) 9 ℔.

46. 1 kg **Bierflaschenscheiben** aus **Gummi** enthält 1080 Stck. und kostet im Einkf. 14.20 ℳ. Wir **verkaufen** das Dtzd. mit 25 ₰.
Wieviel beträgt: a) der **Verkf.**, b) der **Verdienst** beim ganzen kg?
Lösung:

$$12 \text{ Stck.} = 1 \text{ Dtzd.}$$
$$1080 \text{ „} = 1080 : 12 = 90 \text{ Dtzd.}$$
$$1 \text{ Dtzd. } 25 ₰, 90 \text{ Dtzd.} = 90 \times 25 = \text{a) } 22{,}50 \text{ ℳ Verkf.}$$
$$\underline{\qquad\qquad\qquad 14{,}20 \text{ „ Einkf.}}$$
$$\text{b) } 8{,}30 \text{ ℳ Verdst.}$$

47. 1 kg solcher Scheiben, welches 14,70 ℳ im Einkauf kostet, zählt 840 Stck., Verkf. das Dtzd. 30 ₰.
Wieviel beträgt der Verdienst a) am Dtzd., b) am Kilo?
Lösung:

$$\text{b) } 840 \text{ Stck.} = 840 : 12 = 70 \text{ Dtzd.}$$
$$\underline{\times 30 ₰}$$
$$\text{Verkf. } 21{,}00 \text{ ℳ}$$
$$\underline{- \text{ Einkf. } 14{,}70 \text{ „}}$$
$$= \text{Verdienst } 6{,}30 \text{ ℳ am Kilo.}$$
$$\text{a) } 70 \text{ Dtzd.} = 14{,}70 \text{ ℳ}$$
$$1 \text{ „} = 14{,}70 : 70 = 21 ₰ \text{ Eff.} \begin{cases} 30 ₰ \text{ Verkf.} \\ \underline{21 \text{ „ Einkf.}} \end{cases}$$
$$9 ₰ \text{ Verdienst}$$
$$\text{am Dtzd.}$$

48. 1 kg **Gummischeiben auf Flaschen** beträgt 960 Stck. Wir verkaufen: 140, 30, 75, 240, 25, 190, 65, 10, 85 Stck. Wieviel an **Gewicht** verbleibt?

49. Ein Kilo **Gummischeiben** = 960 Stck. kostet 14,40 ℳ. Wieviel kosten dann: a) 1 Dtzd., b) 7 Dtzd., c) 4 Grs., d) $6\frac{1}{2}$ Dtzd., e) 1 Grs., f) $5\frac{1}{2}$ Dtzd., g) $\frac{1}{4}$ Grs., h) $1\frac{1}{2}$ Dtzd.?

50. 6 Ballen **Blauholz** (Brutto für Netto) haben folgende Brutto-Gewichte: **61, 51, 70, 49, 57, 67** kg. Das kg

koſtet im Einkf. 23 ₰. Die Geſamt-Tara beträgt 35 kg. Was koſtet durch die Bedingung „Brutto für Netto ein= gekauft" das einzelne kg?

Löſung:

Wir **bezahlen** 355 kg × 23 ₰ = mit 81,65 . ℳ und er= **halten** dafür nur 355 kg Brutto weniger 35 kg Tara = 320 kg. 320 kg koſten 81.65 ℳ

1 „ 81,65 ℳ : 320 = **25,5 ₰.**

51. Von **Sichelleim,** welcher Brutto für Netto gehandelt wird, koſtet das kg im Einkf. 20 ₰. Ein Faß wiegt 78 kg Brutto, 13 kg Tara. Wie teuer ſtellt ſich das einzelne kg dadurch, daß wir **Brutto für Netto** kauften?

Löſung:

Wir **bezahlen** 78 kg × 20 ₰ = 15,60 ℳ und **erhalten** nur 65 kg Netto. 65 kg = 15,60 ℳ

1 „ = 15,60 : 65 = **24 ₰.**

52. **Sichelleim** (Brutto **für** Netto) 85 kg **Brutto, Netto 80 kg,** Einkf. 18 ₰ das kg. Wieviel in **Geldwert** beträgt der **Verluſt** durch die Tara für das ganze Faß?

Löſung:

Da wir ſtatt 85 kg, bezahlt mit 18 ₰ pro Kilo, nur 80 kg empfangen, werden 5 kg zu 18 ₰ zuviel bezahlt, was den Verluſt in Geldwert darſtellt, nämlich = 90 ₰.

53. 1 Faß **Sichelleim** (Brutto **für** Netto), **78 kg Brutto, 65 kg Netto,** Preis 13,65 ℳ. a) ? Preis für 1 kg? b) ? beträgt die Preisdifferenz beim Preiſe des **einzelnen** kg, da Brutto für Netto berechnet wurde?

Löſung:

13,65 ℳ werden für 78 kg bezahlt. Für 13,65 ℳ er= **halten** wir 65 kg, 1 kg koſtet dann alſo: 13,65 : 65 = 21 ₰. Differenz 1 ₰.

---

54. 10 Brode **Camphor, Brutto für Netto** gekauft, wiegen mit Papierumhüllungen: **3580, 2975, 3740, 2895, 3105, 3095, 2885, 2460, 3480** und **3785** g. Die Umhüllungen wiegen: 54, 49, 56, 41, 49, 47, 46, 47, 58, 53 g. Das kg Camphor koſtet 6,80 ℳ.

a) Wieviel koſtet die **ganze** Sendung?

b) Welchen Geldverluſt erleiden wir dadurch, daß wir Papier als Ware bezahlen müſſen?

55. 6 Brode **Camphor** inklusive Packpapier wiegen: **3300, 3980, 2720, 3140, 3470, 3390** g. Der Preis dafür ist 146 ℳ im Einkf.

a) Wieviel kostet das einzelne kg.

b) Welchen **Geldverlust** haben wir, da das Gewicht des Papiers als Ware bezahlt werden muß, und das Packpapier 300 g wiegt?

Lösung:

a) $3300 + 3980 + 2720 + 3140 + 3470 + 3390$
$$= 20\,000 \text{ g Gesamtgewicht.}$$

20 kg = 146 ℳ
1 „ 146 ℳ : 20 = 7,30 ℳ.

b) Wir bezahlen: 300 g Papier als Ware
1000 „ = 7,30 ℳ
100 „ = 73 ₰
300 „ = 2,19 ℳ Geldverlust.

56. Die **Monatseinnahmen** eines Drogengeschäftes betragen:

1875,80 ℳ	1596,95 ℳ	1999,05 ℳ	2017,10 ℳ
2440,45 „	2108,55 „	1943,90 „	1674,70 „
2015,65 „	2391,75 „	1793,65 „	2679,40 „

Wieviel betrug: a) die Jahreseinnahme, b) die durchschnittliche Monats-, c) die durchschnittliche Tageseinnahme.

57. Die Rechnung über eine Sendung **Stoffarben** in Paketen lautet über:

6	Dzd., Einkf. Paket zu	5 ₰,	Verkf.	10 ₰
1½	„ „ „ „	11 „	„	25 „
¼	„ „ „ „	13 „	„	25 „
½	„ „ „ „	5 „	„	10 „
3	„ „ „ „	10 „	„	20 „
1½	„ „ „ „	12 „	„	25 „
2	„ „ „ „	5 „	„	10 „
4¼	„ „ „ „	12 „	„	25 „
3½	„ „ „ „	13 „	„	25 „
1¾	„ „ „ „	11 „	„	25 „
2¼	„ „ „ „	6 „	„	10 „
1	„ „ „ „	14 „	„	25 „

Wieviel beträgt a) der Einkf., b) der Verkf., c) der Verdienst am ganzen Posten?

---

58. Die Tageseinnahmen eines Geschäfts betragen:

89,40 ℳ	79,85 ℳ	104,05 ℳ	15,80 ℳ
97,10 „	82,95 „	109,10 „	95,85 „

105,10 ℳ	98,75 ℳ	24,50 ℳ	81,15 ℳ
117,80 „	118,85 „	109,80 „	128,10 „
95,95 „	109,05 „	129,85 „	20,10 „
87,70 „	95,85 „	105,75 „	115,80 „
76,85 „	81,15 „	94,60 „	134,55 „
22,95 „	119,80 „	107,75 „	

Wieviel beträgt:
>a) die Tageseinnahme im Durchschnitt,
>b) der monatliche,
>c) der jährliche Umsatz?

59. Die Einnahmen eines Geschäfts betragen täglich:

47,80 ℳ	45,15 ℳ	45,55 ℳ	35,15 ℳ
54,90 „	42,35 „	37,20 „	42,85 „
39,75 „	39,71 „	49,80 „	28,90 „
42,30 „	37,45 „	65,85 „	105,15 „
51,65 „	71,70 „	19,10 „	49,95 „
67,95 „	22,00 „	59,70 „	31,45 „
15,80 „	49,10 „	61,20 „	96,70 „
52,95 „	52,80 „	32,45 „	

Wieviel beträgt a) der Jahresumsatz ⎫
>b) „ Monats „ ⎬ im Durchschnitt.
>c) „ Tages „ ⎭

60. Die Geschäfte A und B nehmen täglich ein:

A 89,40 ℳ	B 35,20 ℳ	A 109,05 ℳ	B 62,45 ℳ
97,10 „	41,95 „	95,85 „	51,25 „
79,85 „	36,15 „	81,15 „	21,65 „
82,95 „	35,80 „	119,80 „	51,85 „
104,05 „	26,80 „	24,50 „	20,00 „
109,10 „	56,95 „	109,80 „	54,45 „
15,80 „	16,70 „	129,85 „	37,70 „
95,85 „	49,30 „	105,75 „	37,10 „
105,10 „	38,80 „	94,00 „	41,85 „
117,80 „	41,55 „	107,75 „	40,90 „
95,95 „	32,15 „	81,15 „	62,25 „
87,70 „	22,20 „	128,10 „	16,40 „
67,85 „	57,75 „	20,10 „	30,00 „
22,95 „	16,15 „	115,80 „	29,20 „
98,75 „	54,40 „	134,55 „	54,55 „
118,85 „	31,75 „		

Um welchen Betrag differieren die **täglichen Durchschnitts=**
einnahmen?

61. **Eine Sendung Bimssteinpulver** besteht aus
    6 Sack zu 50 kg, 12 ₰ das kg
    5 „ „ 50 „ 11 „ „ „
    8 „ „ 50 „ 10 „ „ „
    Welches ist der Wert der gesamten Sendung?

62. 1 Kiste **Paraffinum durum** enthält
    12 kg zu 0,85 ℳ   15 kg zu 0,76 ℳ
    6 „ „ 78 ₰   25 „ „ 73 ₰
    Wieviel kostet das Kilo im Durchschnitt?

63. **10 Faß Tran, das kg 49 ₰**, wiegen Brutto: 136, 162, 141, 139, 141, 152, 149, 154, 139, 149 kg. Tara: 27, 32, 29, 28, 30, 32, 31, 34, 29, 32 kg. Wieviel beträgt die Rechnung darüber, wenn das leere Faß mit 2,25 ℳ und für Fracht 7,80 ℳ für die ganze Sendung berechnet werden?

64. Es werden 4 Rechnungen bezahlt: Die 1. beträgt 215,50 ℳ, die 2. um 37,70 ℳ weniger, die 3. 19,25 ℳ weniger als die 2. und die 4. Rechnung 18,60 ℳ weniger als die 3. Wieviel war im ganzen zu zahlen?

65. Wieviel fehlt an einer Million Mark, wenn man addiert: 217 340 ℳ 28 ₰ + 245 000 ℳ 19 ₰ + 403 867 ℳ 40 ₰.

66. Jemand kauft Ware für a) 2380 ℳ, b) 3500 ℳ.
    Er **verkauft** sie mit   a) 276 „   b) 356 „
    Welchen **Verlust** hatte er bei a) und b)?

67. Jemand kauft Ware für a) 1728 ℳ, b) 2145 ℳ, er gewinnt daran a) 278 ℳ, b) 368 ℳ. Wieviel hat er gezahlt bei a) und b)?

Bruchrechnung.

Vorstufe: **Zerlegbarkeit** der Zahlen. Zahlen, nur durch sich selbst und die Eins teilbar, heißen **Primzahlen**: 1, 2, 3, 5, 7, 11, 13, 17, 19, 23, 29 usw. Alle anderen Zahlen sind außerdem noch durch andere Faktoren zerlegbar, z. B.:

$$6\begin{cases}3\\2\end{cases}\qquad 8\begin{cases}4\\2\end{cases}\qquad 12\begin{cases}2\\3\\4\\6\end{cases}\qquad 24\begin{cases}2\\3\\4\\6\\8\\12\end{cases}$$

Zahlen mit ein und demselben Faktor nennt man **verwandte** Zahlen.

Suche Beispiele für Prim= und verwandte Zahlen. Die Kenntnis schneller Zerlegbarkeit von Zahlen fördert das Rechnen mit Brüchen ungemein.

Zerlegbarkeitsregeln. Eine mehrstellige Zahl ist teilbar durch 2 wenn sie eine **gerade** Zahl ist,

„ 4 „ ihre Einer **und** Zehner durch 4 sich teilen lassen,

„ 8 „ „ „ Zehner u. Hunderter „ 8 „ „ „

„ 5 „ am Ende eine 5 oder 0 steht,

„ 3 „ ihre Quersumme durch 3 teilbar ist,

„ 9 „ „ „ „ 9 „ „

Beispiel: 21894534.

$$2 + 1 + 8 + 9 + 4 + 5 + 3 + 4 = 36,$$ also teilbar: 3, 9.

Der gemeine Bruch.

Ein Bruch stellt einen oder mehrere **Teile** eines Ganzen dar; geschrieben durch zwei Zahlen, die durch·einen Strich getrennt sind. Beisp. $\frac{7}{8}$. Man deutet damit an, daß der 8. Teil eines Ganzen siebenmal genommen ist $= \dfrac{7 = \text{Zähler.}}{8 = \text{Nenner.}}$ Dieser Bruch heißt ein **echter** Bruch. Er ist **weniger** als ein Ganzes; sein Zähler ist kleiner als der Nenner. $\frac{8}{7} =$ ein **unechter** Bruch. Der Zähler ist größer als der Nenner; der Bruchwert ist **mehr** als ein Ganzes. $\frac{8}{7}$ kann man als gemischte Zahl ausdrücken $= 1\frac{1}{7}$. Es geschieht durch Dividieren des Zählers durch den Nenner $= 8 : 7 = 1\frac{1}{7}$. Auch läßt sich jede gemischte Zahl als unechter Bruch ausdrücken, indem man den Nenner mit der ganzen Zahl multipliziert und den Zähler des der ganzen Zahl anhängenden Bruches addiert, z. B. $1\frac{1}{7} = 1 \times 7 + 1 = \frac{8}{7}$.

Heben oder Kürzen.

Dividiert man den **Zähler** durch eine **Zahl**, so wird der Bruch **kleiner.**

$$\frac{14 : 2}{15} = \frac{7}{15}.$$

Dividiert man den Nenner durch eine Zahl, so wird der Bruch größer.

$$\frac{7}{12 : 6} = \frac{7}{2}, \quad \tfrac{7}{2} = 3\tfrac{1}{2} \text{ ist } \textbf{mehr} \text{ als } \tfrac{7}{12}.$$

Dividiert man Nenner **und** Zähler durch **ein** und **dieselbe** Zahl, so bleibt der Bruch im Werte **unverändert.**

$$\frac{6 : 2 = 3}{8 : 2 = 4}. \quad \tfrac{6}{8} \text{ und } \tfrac{3}{4} \text{ haben denselben Wert.}$$

Man versuche jeden Bruch, der große Zahlen aufweist, zu kürzen. Kürze folgende Brüche:

a) $\frac{16}{48}$, b) $\frac{25}{30}$, c) $\frac{48}{96}$, d) $\frac{27}{90}$, e) $\frac{45}{54}$, f) $\frac{66}{77}$, g) $\frac{65}{117}$, h) $\frac{49}{63}$, i) $\frac{13}{104}$, k) $\frac{34}{119}$, l) $\frac{96}{108}$, m) $\frac{30}{75}$, n) $\frac{90}{162}$.

Erweitern.

Der **Zähler** mit einer Zahl multipliziert **vergrößert**, der **Nenner** mit einer Zahl multipliziert **verkleinert** den Wert des Bruches.

Werden Zähler **und** Nenner mit der gleichen Zahl multipliziert, bleibt der Wert **unverändert**; man hat den Bruch dann nur er=weitert, d. h. mit größeren Zahlen ausgedrückt. Dieses Verfahren ist dann notwendig, wenn man mehreren Brüchen, mit denen man rechnen soll, **gleiche** Benennung geben will. Da nur **gleichnamige** Dinge addiert, multipliziert usw. werden können, ist das auch nur mit Brüchen, die einen gemeinsamen Nenner haben, der Fall. Bei=spiel: $\frac{3}{8}$ zu erweitern mit der Zahl $5 = \dfrac{5 \times 3}{5 \times 8} = \dfrac{15}{40}$.

Erweitere folgende Brüche

a) $\frac{7}{8}$, b) $\frac{2}{3}$, c) $\frac{1}{6}$, d) $\frac{9}{11}$, e) $\frac{12}{14}$, f) $\frac{6}{7}$, g) $\frac{3}{4}$, h) $\frac{4}{5}$, i) $\frac{7}{9}$ mit 4.

Addieren.

Bei **gleichnamigen** Brüchen addiere man bloß die Zähler und verwandele das Ergebnis in eine gemischte Zahl

$$\frac{6}{7}+\frac{2}{7}+\frac{3}{7}+\frac{5}{7}=\frac{16}{7}=2\frac{2}{7}.$$

Ungleichnamige Brüche mache man **vorher** gleichnamig.

$$\left.\begin{array}{l}\frac{4}{5}\\[2pt] +\frac{3}{10}\end{array}\right\}\ \text{zu verwandeln in Zehntel.}\qquad \frac{1}{5}=\frac{2}{10},\ \frac{4}{5}=4\times 2=\frac{8}{10}$$
$$+\frac{3}{10}$$
$$\frac{11}{10}=1\frac{1}{10}$$

$$\frac{3}{4}+\frac{1}{3}+\frac{5}{6}\ \text{vereinigen sich in Zwölftel}$$

$$\text{Ein Ganzes}=\frac{12}{12};\quad \frac{1}{4}=\frac{3}{12};\quad \frac{3}{4}=3\times 3=\frac{9}{12}$$
$$\text{\textquotedbl}\quad\text{\textquotedbl}\ =\frac{12}{12};\quad \frac{1}{3}=\frac{4}{12};\quad \frac{6}{12}$$
$$\text{\textquotedbl}\quad\text{\textquotedbl}\ =\frac{12}{12};\quad \frac{1}{6}=\frac{2}{12};\quad \frac{5}{6}=5\times 2=\frac{10}{12}$$
$$\frac{25}{12}=2\frac{1}{12}$$

$$\left.\begin{array}{l}\frac{1}{2}\\ \frac{1}{3}\\ \frac{3}{4}\\ \frac{4}{5}\\ \frac{5}{6}\\ \frac{7}{12}\end{array}\right\}\ \begin{array}{l}\text{zu verwandeln}\\ \text{in Zwölftel.}\end{array}\ \left\{\begin{array}{ll}\frac{6}{12}&=\frac{6}{12}\\ \frac{1}{3}=\frac{4}{12}, & \frac{2}{3}=\frac{8}{12}\\ \frac{1}{4}=\frac{3}{12}, & \frac{3}{4}=\frac{9}{12}\\ \frac{1}{6}=\frac{2}{12}, & \frac{5}{6}=\frac{10}{12}\\ & \frac{7}{12}\end{array}\right.$$
$$\frac{40}{12}=3\frac{4}{12}=3\frac{1}{3}.$$

Addiere:

a) $\frac{3}{4}$, $\frac{7}{8}$, $\frac{1}{4}$, b) $\frac{5}{6}$, $\frac{2}{3}$, $\frac{1}{4}$, $\frac{1}{4}$, c) $\frac{1}{4}$, $\frac{5}{6}$, $\frac{3}{4}$, $\frac{2}{3}$, d) $\frac{11}{16}$, $\frac{3}{4}$, $\frac{1}{2}$,

e) $\frac{3}{20}$, $\frac{3}{4}$, $\frac{4}{5}$, $\frac{9}{10}$, f) $\frac{9}{30} + \frac{1}{15}$, g) $2\frac{1}{4}$, $\frac{1}{2}$, $\frac{2}{3}$, $\frac{3}{4}$, $\frac{5}{6}$, $\frac{7}{8}$, $1\frac{1}{12}$,

h) $\frac{51}{60}$, $\frac{9}{10}$, $\frac{7}{12}$, $\frac{2}{3}$, $\frac{9}{15}$, $\frac{3}{5}$, $\frac{5}{6}$, i) $3\frac{1}{6}$, $\frac{2}{3}$, $1\frac{1}{2}$, $\frac{8}{9}$, $\frac{3}{4}$, $\frac{1}{2}$, $\frac{5}{6}$, $1\frac{7}{8}$,

k) $4\frac{1}{4}$, $11\frac{3}{8}$, $1\frac{1}{32}$, $9\frac{1}{2}$, $4\frac{1}{16}$, l) $16\frac{3}{72}$, $25\frac{1}{4}$, $11\frac{1}{3}$, $9\frac{1}{2}$, $19\frac{7}{6}$, $1\frac{7}{24}$.

Die Praxis des Drogisten bietet nur sehr selten ein Rechnen mit großzahligen **gemeinen** Brüchen, da im kaufm. Verkehr fast ausschließlich nach dem Dezimalsystem gerechnet zu werden pflegt. Es erübrigt sich daher die zeitraubende, oft sehr umständliche Methode zur Aufsuchung des **Generalnenners**.

Die **Subtraktion** gemeiner Brüche beruht auf gleichem Prinzip der Addition.

$10 - \frac{3}{4}$. Ein Ganzes $= \frac{4}{4}$; 10 Ganze $= \frac{40}{4} - \frac{3}{4} = \frac{37}{4}$ oder $9\frac{1}{4}$.

$\frac{5}{6} - \frac{3}{8}$. Brüche gleichnamig machen; den kleineren vom größeren subtrahieren. Also:

$$\left.\begin{array}{l}\frac{5}{6} = \frac{20}{24} \\ \frac{3}{8} = \frac{9}{24}\end{array}\right\} \quad \begin{array}{r} 20 \\ -\ 9 \\ \hline \frac{11}{24} \end{array}$$

Subtrahiere:

a) $9\frac{1}{16} - 5\frac{1}{2}$, b) $\frac{11}{12} - \frac{3}{4}$, c) $\frac{7}{8} - \frac{2}{3}$, d) $\frac{11}{12} - \frac{7}{10}$.

Multiplikation von Brüchen mit:

a) einer ganzen Zahl, b) Brüchen.

$$\frac{9}{10} \times 4 = 4 \times 9 = \frac{36}{10} \text{ oder } 3\frac{3}{5}.$$

Also: Die ganze Zahl mit dem **Zähler** multiplizieren, das Ergebnis kürzen.

$$\frac{3}{4} \times \frac{5}{6} = \frac{3 \times 5}{4 \times 6} = \frac{15}{24} \text{ oder } \frac{5}{8}.$$

Also: Zähler $\times$ Zähler, Nenner $\times$ Nenner, Ergebnis kürzen.

Multipliziere:

a) $\frac{7}{17} \times \frac{5}{6}$, b) $\frac{19}{21} \times \frac{42}{43}$, c) $\frac{9}{11} \times \frac{17}{19}$, d) $\frac{17}{20} \times \frac{13}{17}$,

e) $\frac{23}{31} \times \frac{18}{21}$, f) $\frac{14}{17} \times \frac{17}{19}$.

Hat man Brüche zu multiplizieren, deren Faktoren sich heben lassen, so tue man letzteres **vor** dem Multiplizieren. Also:

$$\frac{9}{48} \times \frac{3}{12} \quad \frac{\overset{3}{\cancel{9}}}{\underset{16}{48}} \quad \frac{3}{\underset{4}{\cancel{12}}} = \frac{3}{64}.$$

Multipliziere durch vorheriges Kürzen:

a) $\frac{8}{64} \times \frac{9}{54}$, b) $\frac{3}{12} \times \frac{21}{24}$, c) $\frac{18}{27} \times \frac{9}{15}$.

Ganze Zahl $\times$ gemischte Zahl.

Beide sind in **unechte** Brüche zu verwandeln, und man verfahre wie **vorher** angegeben.

Das gleiche gilt für die Multiplikation von **gemischter Zahl** mit **gemischter Zahl**. Also:

$$6 \times 2\tfrac{3}{4} \text{ oder } \tfrac{24}{4} \times \tfrac{11}{4} = 16\tfrac{5}{10} \text{ oder } = 6 \times \tfrac{11}{4} = \tfrac{66}{4}.$$

$$3\tfrac{1}{2} \times 4\tfrac{2}{5} \text{ oder } \tfrac{7}{2} \times \tfrac{22}{5} = \tfrac{77}{5} = 15\tfrac{2}{5}.$$

Multpliziere:

a) $4\tfrac{3}{8} \times 5\tfrac{3}{4}$,   b) $9 \times 7\tfrac{3}{5}$,   c) $6\tfrac{11}{12} \times 7\tfrac{2}{9}$,   d) $19 \times 1\tfrac{3}{4}$,
e) $17\tfrac{1}{2} \times 5\tfrac{5}{8}$, f) $13\tfrac{4}{7} \times 19\tfrac{5}{8}$.

Die Division mit **Brüchen** durch eine ganze Zahl.

$\tfrac{6}{7} : 2 = 6 : 2 = \tfrac{3}{7}$. Also: **den Zähler durch die ganze Zahl teilen.** Oder: $\tfrac{5}{7} : 2 = \tfrac{5}{14}$.

Da nämlich der Zähler sich nicht durch 2 ohne Rest teilen läßt, operiere man mit **dem Nenner 7, den man mit der Divisorzahl multipliziert.** Denn je kleiner der Nenner, desto kleiner der Bruchwert.

Dividiere:

a) $\tfrac{9}{11} : 3$, b) $\tfrac{16}{17} : 4$, c) $\tfrac{24}{41} : 8$, d) $\tfrac{48}{71} : 16$, e) $\tfrac{21}{29} : 7$, f) $\tfrac{81}{90} : 3$,
g) $\tfrac{7}{8} : 6$, h) $\tfrac{4}{5} : 3$, i) $\tfrac{17}{21} : 4$, k) $\tfrac{19}{20} : 5$.

Division von Bruch durch Bruch.

$$\tfrac{5}{6} : \tfrac{3}{4} = \frac{5}{6} \times \frac{4}{3} = \tfrac{20}{18}.$$

Also: Man drehe den **Divisorbruch** um, setze die Zahlen verändert in den Bruchstrich, nehme nun Zähler $\times$ Zähler u. Nenner $\times$ Nenner (ev. kürzen).

Dividiere:

a) $\tfrac{16}{17} : \tfrac{2}{3}$, b) $\tfrac{9}{11} : \tfrac{3}{7}$, c) $\tfrac{13}{24} : \tfrac{5}{8}$, d) $\tfrac{7}{9} : \tfrac{4}{5}$.

Bei der Division von einer gemischten Zahl durch einen Bruch, z. B.

$$7\tfrac{1}{4} : \tfrac{3}{8}$$

oder von einer gemischten Zahl durch eine gemischte Zahl, z. B.

$$9\tfrac{3}{8} : 5\tfrac{7}{8}$$

verfahre man ebenso, doch verwandle man gemischte Zahlen in unechte Brüche.

Also: $7\tfrac{1}{4} = \tfrac{29}{4} : \tfrac{3}{8}$ geschrieben: $\dfrac{29 \times \overset{2}{8}}{\cancel{4} \times 3} = 19\tfrac{1}{3}$

oder: $24\tfrac{1}{3} : 7\tfrac{2}{7} = \dfrac{73 \times 7}{3 \times 51} = 3\tfrac{52}{153}$

oder: $12\tfrac{3}{4} : 15\tfrac{5}{8} = \dfrac{51 \times \overset{2}{8}}{\cancel{4} \times 125} = \tfrac{102}{125}.$

Dividiere:

a) $\frac{9}{17} : 8$, b) $\frac{12}{19} : \frac{2}{5}$, c) $2\frac{3}{7} : 6$, d) $5\frac{3}{4} : 3\frac{7}{8}$, e) $19\frac{11}{18} : 24\frac{3}{4}$,
f) $24\frac{1}{3} : \frac{2}{5}$, g) $35\frac{1}{7} : 9$, h) $\frac{4}{5} : 883$, i) $21\frac{3}{8} : 116$, k) $53 : 17\frac{3}{4}$.

68. Eine Kufe ist mit 96 l **Ungarwein** gefüllt. Wir ziehen ab in Flaschen: $\frac{25}{2}$ l, $\frac{14}{1}$ l, $\frac{44}{4}$ l, $\frac{72}{8}$ l, $\frac{304}{16}$ l.
a) Wieviel l verbleiben im Faß, b) welchen Wert hat der Inhalt vor Entnahme, c) nach Entnahme, d) der abgezogene Wein, wenn das l Ungarwein 2,40 ℳ kostet?

69. Aus einem Faß **Ungarwein**, enthaltend 250 l, werden abgefüllt in Flaschen: $12 \times \frac{1}{4}$ l, $28 \times \frac{3}{4}$ l, $48 \times \frac{1}{2}$ l, $64 \times \frac{3}{8}$ l, $56 \times \frac{1}{8}$ l, auch ein Posten von 65 l wird aus dem Faß entnommen.
a) ? l wurden abgefüllt? b) ? l wurden im ganzen entnommen? c) ? l verbleiben?

70. Wieviel kostet der Inhalt folgender Flaschen Ungarwein, wenn das l mit 2,70 ℳ bezahlt wird?

a)			b)		
16 Flasch.	$\frac{3}{8}$ l		12 Flasch.	$\frac{5}{6}$ l	
7 „	$\frac{1}{4}$ l		24 „	$\frac{3}{4}$ l	
9 „	$\frac{3}{4}$ l		16 „	$\frac{3}{4}$ l	
11 „	$\frac{1}{2}$ l		20 „	$\frac{2}{5}$ l	

71. 56 Flasch. zu $\frac{3}{4}$ l, von denen das l 2,10 ℳ im Einkf. kostet, werden mit 2,50 ℳ die Flasche **verkauft**. Wieviel verdient man an diesem Posten?

72.
16 l Wein $\frac{1}{2}$ l
18 l „ $\frac{3}{4}$ l
24 l „ $\frac{1}{2}$ l $\Big\}$ ergeben wieviel Flaschen?
15 l „ $\frac{3}{8}$ l
11 l „ $\frac{1}{8}$ l

73. 1 Liter **Himbeersaft** wiegt 1480 g. Vorhanden sind:
8 Flasch. zu $\frac{3}{8}$ l
28 „ „ $\frac{1}{4}$ l Das **kg** kostet im Einkauf 70 ₰.
32 „ „ $\frac{5}{8}$ l Wieviel kostet der Gesamtinhalt?
18 „ „ $\frac{1}{2}$ l

Dezimalbrüche.

Als Dezimalbrüche (abgeleitet von decim = 10) bezeichnet man solche Brüche, deren Nenner eine **dekadische** Einheit bilden (10, 100, 1000). Gekennzeichnet sind sie durch das eingesetzte

Komma, welches als Grenzstein gilt. Von der **Anbringung** des **Kommas** ist der **Wert des Dezimalbruchs** abhängig. Ein Ganzes = 1, dezimal geschrieben 1,0. Ein Ganzes geteilt durch 10 = $^1/_{10}$, dezimal geschrieben 0,1.

Die Stellen **links** vom Komma zeigen **ganze** Zahlen oder, falls keine vorhanden, eine Null an. Stellen **rechts** vom Komma sind Bruchzahlen, und zwar die erste Stelle Zehntel, die zweite Hundertstel usw. Nullen rechts vom Komma sind wertlos (4,50, oder 4,500 oder 4,5). Die Veränderung des Kommas um eine Stelle nach links verkleinert um das 10fache den Bruch. Das Entgegengesetzte geschieht bei Veränderung nach rechts. Im kaufmännischen Leben wird meist nur nach dem Dezimalsystem gerechnet, daher kommen **hauptsächlich Dezimalbrüche** zur Verwendung.

Addieren und Subtrahieren.

Hauptregel: **Komma unter Komma,** sonst wie mit ganzen Zahlen.

Beispiel: $1111,11 + 1,1 + 11,11 + 1,111$

geschrieben:

= 1111,11	0,014
1,1	10,4
11,11	1,04
1.111	0,411
1124,432	104,01
	115,875

Beispiel: 718,04 ℳ — 1,2 ℳ, geschrieben

$$718,04 \text{ ℳ}$$
$$-\ \ 1,2 \ \ \text{„}$$
$$716,84 \text{ ℳ}$$

Löse folgende Aufgaben:

a) $9,07 + 15,605 + 27,072 + 0,785 + 28,008$ ℳ
b) $85,25 + 66,75 + 44,50 + 97,35 + 25,345$ kg
c) $0,75 + 0,07 + 0,087 + 0,976 + 0,54$ g
d) $28,35 + 29,00 + 17,05 + 24,008 + 0,057$ km
e) $0,7 + 0,401 + 0,2013 + 0,56345 + 0,04$ ha
f) $4,8274 - 2,0139$ g) $6,3546 - 3,8273$
h) $3,842 - 1,00554$ i) $6,004435 - 0,17.$

Multiplikation.

Sie geschieht wie mit ganzen Zahlen, ohne Rücksicht auf vorhandene Kommata. Vom Produkt sind von **rechts** nach **links** so viel Stellen abzuschneiden, als in **beiden Faktoren** Stellen vorhanden sind.

$$1{,}045 \times 5 = 5{,}225 \qquad 0{,}05 \times 0{,}3 = 0{,}015$$

$$
\begin{array}{r}
1{,}80 \\
\times\ 2{,}4 \\
\hline
720 \\
360 \\
\hline
4{,}320
\end{array}
\qquad
\begin{array}{r}
0{,}082 \\
\times\ 95 \\
\hline
410 \\
738 \\
\hline
7{,}790
\end{array}
$$

Das Multiplizieren mit 10, 100, 1000 usw. geschieht nur durch Versetzen des Kommas von **links** nach **rechts!** Also:

$$2{,}9 \times 10 = 29{,}0 \text{ oder } 29,$$
$$107{,}80 \times 10 = 1078{,}0,$$
$$9{,}840 \times 100 = 984{,}0,$$
$$1{,}0873 \times 1000 = 1087{,}3.$$

Löse folgende Aufgaben:

$1{,}7 \times$ a) 38,1, b) 1,9, c) 0,4, d) 0,14, e) 1,078.

$10 \times$ a) 1,018, b) 10,180, c) 0,1018, d) 101,8.

$0{,}4 \times$ a) 0,04, b) 0,4, c) 0,004, d) 4,0.

Division.

Dividiert man eine **ganze Zahl** durch einen Dezimalbruch, so setzt man in den **Dividendus** so viel Stellen ein als der **Divisor** Stellen hat. Also:

$$3 : 4{,}5, \text{ geschrieben } 30 : 45 = 0{,}644.$$

Nun operiere man wie mit ganzen Zahlen.

Bruch dividiert durch eine ganze Zahl.

Man setze in den **Divisor** so viel Nullen ein, als der **Dividendus** Stellen zeigt. Also:

$$1{,}7 : 8, \text{ geschrieben } 17 : 80 = 0{,}21.$$

Bruch dividiert durch Bruch.

Man setze das Komma in **beiden Zahlen** so viel Stellen nach rechts, als der **Divisor** Stellen hat. Also:

$$78{,}8 : 1{,}62, \text{ geschrieben } 7880 : 162 =$$
$$9184{,}5 : 2{,}830, \text{ geschrieben } 9184500 : 2830 =$$

Fehlende Dezimalstellen sind immer durch Nullen zu ergänzen!

Die Division durch 10, 100, 1000 geschieht stets durch einfaches Versetzen des Kommas von rechts nach links.

$$78{,}4 : 10 = 7{,}84, \quad 9{,}807 : 10 = 0{,}9807.$$

Löse folgende Aufgaben (auf 2 Dezimalstellen auszurechnen):

a) 24 : 0,8, b) 11 : 9,8, c) 104 : 88,7, d) 8,4 : 6, e) 1,80 : 8, f) 9,04 : 20, g) 75,62 : 3,6, h) 1,04 : 0,02, i) 900,8 : 0,6.

Jeder Dezimalbruch läßt sich als gemeiner Bruch ausdrücken. Z. B. $18{,}4 = 18\tfrac{4}{10}$, $39{,}84 = 39\tfrac{84}{100}$.

Man verwandelt einen gemeinen Bruch in einen Dezimalbruch, indem man den **Nenner** in den **Zähler** dividiert.

3. B. $\frac{3}{4} = 3 : 4 = 0,75,$
          $\frac{9}{11} = 9 : 11 = 0,81.$

Verwandle in Dezimalbrüche:
$$\frac{9}{14}, \ \frac{7}{24}, \ \frac{18}{23}, \ \frac{97}{105}, \ \frac{17}{39}, \ \frac{2}{5}.$$

Im Handelsgebrauch ist es üblich, dekadische Einheiten 10, 100 usw. mit bestimmten Ausdrücken zu benennen.

Das Vielfache bezeichnet man mit deca = 10fach, hecto = 100fach, kilo = 1000fach.

Die Einheiten unter eins nennt man: deci = $\frac{1}{10}$, centi = $\frac{1}{100}$, milli = $\frac{1}{1000}$.

6 Dekag = 60 g, 6 Decig = 0,6 g, 18 hl = 1800 l, 18 Dekal = 180 l, 18 Decil = 1,8 l, 103 Hectom = 10300 m, 103 Dekam = 1030 m, 103 Decim = 10,3 m, 103 cm = 1,03 m, 103 mm = 0,103 m.

Verwandle in **mehrfach** benannte Zahlen:
a) 84 dcg, b) 35 cg, c) 85 mg, d) 46 g, e) 7426 dcg, f) 96 dkg, g) 18 hg, h) 245 mg, i) 540 g, k) 3608 cg, l) 668 cg, m) 108 dkg, o) 8255 mg, p) 5365 g, q) 4870 mg, r) 2089 dcg, s) 3060 g, t) 4800 cg, u) 2009 mg.

Man schreibt:

$$\left.\begin{array}{l} mg = Milli \\ cg = Centi \\ dcg = Deci \end{array}\right\} gramm$$

$$g = Gramm$$

$$\left.\begin{array}{l} dkg = Deka \\ hg = Hecto \\ kg = Kilo \end{array}\right\} gramm$$

74. Eine Sendung **Honig**, 6 Fässer, wiegen brutto 72, 61, 56, 79, 42, 87 kg, die Tara 5,6, 6,8, 4,8, 9,1, 9,0, 3,7 kg. Das kg Honig kostet 1,18 ℳ, Fracht 17,50 ℳ, Rollgeld 1,80 ℳ. Wieviel kostet das einzelne Faß im Durchschnitt?

75. Fünf Ballons **Schwefelsäure**, Brutto 87, 78, 71, 81, 76 kg, Tara 6,9, 5,8, 5,2, 6,4, 5,7 kg. Preis pro 100 kg 14,25 ℳ, Fracht 4,15 ℳ, Rollgeld 0,90 ℳ. ? kostet der Ball. im Durchschnitt?

76. Der letztgenannte **Ballon geht entzwei.** Welchen Geld=schaden haben wir, wenn der leere Ballon mit 1,50 ℳ be=rechnet wird?

77. Sechs **Fässer Benzin**, Brutto 244, 312, 261,9, 294,4, 250,0, 304,7 kg, Tara 31,8, 44,1, 34,7, 37,2, 33, 41,2 kg. Fracht 7,90 ℳ, Rollgeld 3,60 ℳ. Das kg Ware kostet 29,4 ₰. Welcher Endbetrag?

78. Sieben **Fässer Benzin, Brutto** 248,9, 301,4, 296,3, 340,1, 272,9, 311,4, 400 kg, Tara 32,8, 39,1, 30,4, 41, 35,7, 39, 43 kg. Das kg kostet im Einkf. 32,4 ₰; es kommen 5,60 ℳ Fracht und 2,80 ℳ Rollgeld dazu. Wieviel kostet ein Faß im Durchschnitt? Fässer inklusive.

79. **Brausepulver in Kapseln** bestehen aus 2 g Natr., 1,5 g Weinsteinsäure.

Wieviel **Natr.** und **Weinst.säure** ist erforderlich für:

6 Dtzd. Paar	3 Grs. Paar
150 **Stck.** „	600 **Stck.** „

80. **Desgl.:** dieselbe Frage

$^1/_2$ Grs. Paar, 4 Dtzd. Paar, $^1/_2$ Dtzd. Paar, 300 Paar, 3 Dtzd. Paar?

81. Wieviel Paar kann man fertigen aus 900 Natr. und 600 Säure?

---

82. **12 Fässer Schmieröl, das kg zu 21 ₰,** haben folgende Gewichte:

Brutto	147	kg	Tara	29,5	kg
„	241	„	„	37,0	„
„	198	„	„	31,6	„
„	183	„	„	29,0	„
„	178	„	„	27.8	„
„	221	„	„	34,5	„
„	203	„	„	33,2	„
„	187	„	„	31,7	„
„	145	„	„	29,9	„
„	159	„	„	30,4	„
„	198	„	„	34 6	„
„	186	„	„	32,8	„

Es kommen 11,80 ℳ Fracht und 4,80 ℳ Rollgeld als Spesen dazu. Wieviel kostet ein Faß im Durchschnitt, wenn die Fässer inklusive sind?

Der Bruchansatz und seine Vorteile.

Zur Erklärung des Namens diene folgendes: Der Bruch $\frac{5}{6}$ entsteht

1. durch Teilung **eines Ganzen** in 6 Teile $= \frac{1}{6}$, multipliziert mit 5, oder

2. durch Teilung von **5 Ganzen** in 6 Teile.

Der $\frac{5}{6}$ **geschriebene** Bruch deutet an, daß der 6. Teil von 5 $= \frac{5}{6}$ ist. Jeder Bruch ist somit eine Division. Jede Division kann man also auch als **Bruch** schreiben.

Beispiel: 3 ℳ sind durch 6 zu teilen.

Als Bruch geschrieben: $\frac{3}{6} = {}^1/_2$ ℳ

oder 17 kg : 8, als Bruch $\frac{17}{8} = 2\,{}^1/_8$ kg.

Der Wert der Zahl (oder Zahlen) **über** dem Bruchstrich ist durch den Wert der Zahl (oder Zahlen) **unter** dem Bruchstrich zu teilen.

Der hierdurch in seinem Wesen kurz erläuterte Bruchansatz ist als **vorzügliche** kürzeste Methode zur Lösung von

R e g e l d e t r i a u f g a b e n

mit direkten u. indirekten Verhältnissen auf schriftl. Wege verwendbar.

Besonders einfach gestaltet sich die Lösung bei Aufgaben mit solchen Zahlen, die miteinander in einem Teilverhältnis stehen.

Beispiel:

13 Kisten wiegen 2730 kg, wieviel 7 Kisten?

Man ist gewohnt zu folgern:

$$13 \text{ Kist.} = 2730 \text{ kg}$$
$$1 \quad „ \quad = 2730 : 13 = 210 \text{ kg}$$
$$7 \quad „ \quad = 210 \text{ kg} \times 7 = 1470 \text{ kg}.$$

In den Bruchansatz eingestellt:

$$\frac{2730 \text{ kg.} \qquad 7 \text{ Kisten }?}{13 \text{ Kisten}}$$

Da die Zahlen über dem Bruchstrich **Dividenden** und die unter dem Bruchstrich **Divisoren** sind, lassen sie sich gegenseitig kürzen (heben), z. B.

$$\frac{\overset{210}{\cancel{2730}} \qquad\qquad 7}{\cancel{13}} = 1470 \text{ kg.}$$

1. Ein Stück Gummistoff, 90 cm breit, 1 m lang, kostet 2,80 ℳ. Wieviel kostet ein Stück 70×30 cm. (**Gleiche Faktoren!**)

Bruchansatz:

$$\frac{280 \text{ ₰}}{\underset{9000}{\underbrace{90 \times 100}} \text{ cm}} \qquad ? \frac{\overset{2100}{\overbrace{70 \times 30}}}{}$$

$$\text{gekürzt:} \quad \frac{\underset{3}{\cancel{9000}}}{\cancel{280}} \qquad \overset{7}{\cancel{2100}} = 196 : 3 = 65,3 \text{ ₰.}$$

2. 194 kg Tran koften 106,70 ℳ. Wieviel koften 11 kg?
Bruchanſatz:

$$\frac{106,70 \; ℳ}{194 \; kg} \qquad ? \; 11 \; kg$$

Um Dezimalſtellen zu vermeiden und zu vereinfachen, denke man ſich die ℳ immer als ₰. Das Reſultat ſind dann natürlich immer ₰, alſo:

$$\frac{\overset{5335}{\cancel{10\,670}} \; ₰ \qquad\qquad 11 \; kg}{\underset{97}{\cancel{194} \; kg}} = 605 \; ₰$$

3. Fünf Teile **friſche** Kamillen ergeben einen Teil **trockne** Ware. Wieviel kg trockne Ware ergeben 94 kg friſche Kamillen?

$$\frac{\rightarrow = 1 \; \text{trockne} \qquad 94 \; \text{friſche}}{5 \; \text{friſche} \qquad\qquad = 94 : 5 = 18,8 \; kg.}$$

4. Statt 6 kg Fußbodenöl, das kg zu 48 ₰, hat jemand irr= tümlich Firnis, das kg zu 1,05 ℳ, erhalten und bezahlt. Wieviel kg Fußbodenöl muß er für den bezahlten Firnis beim Umtauſch erhalten?

Löſung: Bezahlt $6 \times 1,05 = 6,30 \; ℳ$

$$\frac{\rightarrow = 1 \; kg \; Öl \qquad 630 \; ₰}{48 \; ₰ \qquad\qquad = 13,1 \; kg.}$$

5. Wieviel £ ſind 160 ℳ?

$$\frac{\rightarrow = 1 \; £ \qquad\qquad 160 \; ℳ = ?}{20,40 \; ℳ \qquad\qquad =}$$

$16\,000 \; ₰ : 2040 \; ₰$, gekürzt:

$$\frac{\overset{1}{}\qquad \overset{400}{\cancel{16\,000}}}{\underset{51}{2040}} = 7,8 \; £$$

6. 1 engliſches £ $= 20,40$ ℳ.
Wieviel ℳ ſind 16 £?

$$\frac{\rightarrow = 20,40 \; ℳ \qquad 16 \; £}{1 \; £ \qquad\qquad = 16 \times 20,40 = 326,40 \; ℳ.}$$

7. 4 Gr. Reaumur $= 5$ Gr. Celsius.
Wieviel Gr. R ſind 56 Gr. C?

$$\frac{\rightarrow = 4 \; R \qquad\qquad 56 \; C}{5 \; C \qquad\qquad = 56 \times 4 = 224 : 5 = 44,8 \; R}$$

8. Wieviel Gr. C. sind 56 Gr. R.?

$$= \frac{5 \text{ C.} \qquad 56 \text{ R.}}{4 \text{ R.}} \qquad = 280 : 4 = 70 \text{ C.}$$

9. 600 Teile Wasser lösen 1 Teil Salizylsäure. Wieviel **Säure** lassen sich durch 980 g Wasser lösen?

$$= \frac{1 \text{ Säure} \qquad ? \ 980 \text{ Wasser}}{600 \text{ Wasser}} \qquad = ?$$

10. Wieviel **Wasser** erfordern 980 g Salizylsäure zur Lösung?

$$= \frac{600 \text{ g Wasser} \quad ? \ 980 \text{ g Säure}}{1 \text{ g Säure}} \qquad = ?$$

Diese Beispiele zeigen, daß der Bruchansatz für alle denkbaren Regeldetriverhältnisse angewendet werden kann. Die einzige Schwierigkeit bietet die **richtige** Einstellung der Zahlen **über** resp. **unter** den Bruchstrich. **Man stelle die fragende** Zahl zuerst über den Bruchstrich.

Beispiel: 18 qm = 2 kg Farbe, wieviel erfordern 234 qm.

Gegeben sind 18 qm und 2 kg Farbe als Grundbedingungen. **Gefragt** ist: bei **234 qm** ? kg.

Also:

$$\frac{234 \text{ qm} \ ?}{\dfrac{2 \text{ kg} \qquad ? \ 234 \text{ qm}}{18 \text{ qm}} \longrightarrow = ?}$$

nicht:
$$\frac{18 \text{ qm} \qquad 234 \ ?}{2 \text{ kg}}$$

Beginne mit der Zahl des **gegebenen** Grundverhältnisses **unter** dem Bruchstrich. Die **fragende** Zahl muß **dieselbe Benennung** tragen.

Auch für zusammengesetzte Regeldetriaufgaben ist die Methode gut brauchbar. Beispiel:

11. Wieviel Zinsen bringen 16 000 ℳ Kapital zu 4 % in 42 Tagen?

Grundbedingung: 100 ℳ Kapital in 360 Tg. 4 ℳ.

Fragen: 16 000 ℳ Kapital in 42 Tg. ? ℳ.

Bruchstrich:
$$\frac{4 \ \mathℳ \ \text{Zins.} \qquad ? \ 16000 \ \textbf{Kap. in 42 Tg.}}{100 \ \textbf{Kap. in 360 Tg.}}$$

gekürzt:
$$\frac{\overset{}{4} \qquad \overset{}{16\,000} \quad \overset{14}{42}}{\underset{}{100} \qquad \underset{3}{360}} = \frac{16 \times 14}{224 : 3 = 74,6 \ \mathℳ}$$

12. 1 m Bettstoff, der 90 cm breit liegt, kostet 2,80 ℳ. Wieviel kostet ein Stck. 70 cm breit, 45 cm lg.

Bruchstrich: $\dfrac{?\ 70 \times 45\ \text{cm}}{}$

$$\begin{array}{l}\rightarrow = 280\ \text{₰} \\ - 10 \times 90\ \text{cm}\end{array} \quad \dfrac{?\ 70 \times 45\ \text{cm}}{} = ?$$

13. 7 l 80grädiger Spiritus kosten 12,80 ℳ. Wieviel kosten 14 l 90 grädiger?

$$\dfrac{12,80\ ℳ}{7\ \text{l}\ 80\ \textbf{gräd.}} \quad \dfrac{?\ \textbf{14 l 90 gräd.}}{} = ?$$

Der Vorteil des Bruchansatzes tritt noch mehr zu Tage bei Aufgaben mit **Bruch**zahlen, weil man durch ihn die Brüche ganz umgehen kann. **Beispiel:** 1 l Ungarwein kostet 2,40 ℳ. Wieviel kosten 24 Stck. ³/₈ l.

$$\begin{array}{l}\rightarrow 240\ \text{₰} \\ - 1\ \text{l}\end{array} \quad \dfrac{?\ \overset{3}{24}\quad 3\ \text{l}}{\underset{1}{8}} = 3 \times 3 \times 240\ \text{₰} = \textbf{21,60 ℳ}$$

oder: 24 Stck. ³/₈ l kosten 21,60 ℳ. Wieviel kostet 1 l.

$$\dfrac{8\ \text{l}\quad \overset{\overset{30}{\cancel{90}}}{\cancel{2160}}\ \text{₰}\quad ?\ 1\ \text{l}}{24\quad 3} = \textbf{2,40 ℳ}$$

14. **Reaumur u. Celsius** verhalten sich wie 80 zu 100, **oder gekürzt 4 zu 5. 4 R = 5 C.**

Bruchstrich: $\begin{array}{l}\rightarrow\ 5\ \text{C}\quad x\ \text{R}\quad ?\ \text{C} \\ -\ 4\ \text{R}\end{array}$

Folgende Wärmegrade sind entsprechend zu verwandeln.

a)	17 R	a)	11 R	a)	41 R	a)	16 R
b)	17 C	b)	29 R	b)	117 R	b)	56 C
c)	21 R	c)	27 R	c)	117 C	c)	11 C
d)	21 C	d)	27 C	d)	248 C	d)	19 R
e)	108 R	e)	1 R	e)	41 R	e)	29 R
f)	108 C	f)	1 C	f)	14 C	f)	14 C
g)	98 R	g)	141 C	g)	19 R	g)	34 R
h)	98 C	h)	7 C	h)	16 R	h)	31 C
i)	19 R	i)	92 R	i)	16 C	i)	99 R
k)	19 C	k)	92 C	k)	21 R	k)	99 C
l)	47 R	l)	12 C	l)	21 C	l)	17 C
m)	74 C	m)	21 R	m)	14 R	m)	71 C
n)	91 C	n)	87 C	n)	41 C	n)	115 R
o)	19 R	o)	87 R	o)	56 R	o)	151 C
p)	14 C	p)	16 C	p)	70 C	p)	155 R

Regeldetri.

1. 1 Faß netto 390 kg **Graphit** koſtet 45,60 ℳ. Wieviel
koſtest ein Faß mit 63 kg Netto?

$$\begin{array}{c} \rightharpoonup = 4560 \qquad ? \quad 63 \\ \hline \rightharpoonup 390 \end{array}$$

2. 1 Barrel netto 103 kg **Rüböl** koſtet 97,85 ℳ. Wieviel
koſtet 1 kg?

3. 1 Ballen **Siliqua dulcis** netto 96 kg koſtet 28,80 ℳ.
Wieviel koſtet 1 Ballen mit 124 kg Netto=Gewicht?

4. 1 Faß netto 56 kg **Karlsbader Salz** koſtet 8,40 ℳ. Wie=
viel koſten 82 kg?

5. 1 Serone **Gummiarab.** netto 139 kg koſtet 236,30 ℳ.
Wieviel koſten 40 kg?

6. 1 Ballon **Glyzerin** netto 74 kg koſtet mit Ballon, der
2.50 ℳ gerechnet iſt, 139,40 ℳ. Wie teuer ſind dann 5 kg
Glyzerin?

7. 1 Barrel netto 320 kg **Chlormagneſium** koſtet 25,60 ℳ.
Wieviel koſten 150 kg?

8. 1 Faß netto 285 kg **Kaliumbichromat** koſtet 199,50 ℳ.
Wieviel 1 Faß mit 185 kg?

9. 1 Faß **Seifenſtein** netto 65 kg koſtet 13,65 ℳ. Wieviel
koſtet 1 kg?

10. 60 kg **Naftalin** koſten 13,65 ℳ. Wieviel koſten 21 kg?

11. **3,5 Teile Waſſer löſen 1 Teil Kupfervitriol.** Wieviel
Waſſer iſt nötig zur Löſung folgender Mengen?
a) 16 kg, b) 3 kg, c) 5 kg, d) 13 kg.

12. 1 **Teil Borax wird durch 17 Teile Waſſer** gelöſt. Wie=
viel Borax kann man löſen durch
a) 5 kg, b) 3,2 kg, c) 6,8 kg, d) 510 g, e) 1530 g **Waſſer?**

13. 1 Teil **Uebermanganſaures Kali** wird durch 16 Teile
Waſſer gelöſt. Wieviel Waſſer iſt erforderlich zur Löſung von
a) 16 g, b) 140 g, c) 29 g, d) 35 g, e) 0,5 g, f) 0,7 g?

14. Berechne die Gewichtsmenge von Oelfarbe für folgende
Flächengrößen, wenn 18 qm 800 g Farbe erfordern.
a) 1240, b) 320, c) 1080, d) 960, e) 1818 qm.

15. 12 qm = 1 kg Farbe. Wieviel kg bei
a) 8195, b) 2810, a) 404, d) 7018, e) 5041 qm.

16. **60 l Spiritus** koſten 121,20 ℳ. Wieviel koſten dann
a) $^3/_4$, b) $^1/_2$, c) $7^8/_8$, d) $9^2/_5$, e) $18^1/_4$ l?

$$\text{Löſung} \quad \frac{\rightarrow = 12120 \quad ? \; 18^1/_4 = 73}{\rightarrow 60 \; l \qquad\qquad\qquad 4} = ?$$

17. a)   65 kg koſten   8,75 ℳ, ? koſten 78 kg
    b) 187 „   „ 107,10 „ ? „   66 „
    c) 128 „   „ 162,88 „ ? „   56 „
    d) 468 „   „ 322,64 „ ? „   91 „
    e) 693 „   „ 567,63 „ ? „   121 „
    f) 143 „   „   40,04 „ ? „   95 „
    g)   63 „   „   22,47 „ ? „   48 „
    h) 1425 „   „ 349,41 „ ? „   275 „
    i) 141 „   „ 481,28 „ ? „   63 „
    k) 225 „   „ 656,25 „ ? „   156 „

18. **Von Vegetabilien, die getrocknet wurden, ergaben** bei
Fruct. Myrtilli 13 Teile friſche Ware 2 Teile getrocknete W.

Flor. Acaciae	4	„ „ „	1	„	„	„
„ Arnicae	5	„ „ „	1	„	„	„
„ Lamii	5	„ „ „	1	„	„	„
„ Lavandul	8	„ „ „	3	„	„	„
„ Paeoniae	17	„ „ „	2	„	„	„
„ Sambuci	11	„ „ „	2	„	„	„
„ Verbasci	15	„ „ „	2	„	„	„
Fol. Menth. pip	9	„ „ „	2	„	„	„
„ Cochleariae	25	„ „ „	2	„	„	„
Rad. Ononid.	3	„ „ „	1	„	„	„
„ Levistici	11	„ „ „	4	„	„	„

a) Um **6 kg** getrocknete Ware zu erhalten, brauchen wir wieviel **kg** friſche Vegetabilien?

 b) 6 kg friſche Ware geben wieviel getrocknete?

19. Wieviel koſten:
    a) 8,125 kg, wenn 43,75 kg 33,6 ℳ koſten
    b) 3,64 „ „   2,625 „   8,25 „ „
    c) 15,625 „ „   6,5 „   7,28 „ „
    d) 1,3524 „ „   2,205 „ 11,25 „ „
    e) 10,12 „ „ 26,125 „ 23,75 „ „
    f) 4,375 „ „ 157,5 „ 102,96 „ „
    g) 9,152 „ „   6,16 „   3,15 „ „
    h)127,5 „ „ 78,75 „ 44,10 „ „
    i) 41,6 „ „   11,2 „   3,15 „ „
    k) 31,875 „ „   7,875 „   8,82 „ „

a)   =   33,6 ℳ   ? 8,125 kg
———————————————   ——————————————
43,75 kg   = 6,24 ℳ
geschrieben:

        336   8125   oben 4 Stellen fort, dafür
——┐——————————————
  └─→437500   unten 4 Stellen nach rechts

markieren, nunmehr kürzen!

Regeldetriaufgaben.

20. Wie teuer sind x kg, nämlich:

a)	2,5	kg,	wenn	65	kg	22,36	ℳ kosten
b)	7,75	„	„	806	„	65,52	„ „
c)	5,25	„	„	28	„	11,52	„ „
d)	1,68	„	„	22	„	24,75	„ „
e)	15,125	„	„	33	„	1,44	„ „
f)	3,6	„	„	34	„	12,75	„ „
g)	1,32	„	„	517	„	411,25	„ „
h)	4,2	„	„	49	„	19,25	„ „
i)	0,112	„	„	63	„	11,25	„ „
k)	1,024	„	„	28	„	8,75	„ „

Berechnungen

unter Verwendung des spezifischen Gewichts von Flüssigkeiten.

Unter dem spezif. Gewicht einer Flüssigkeit versteht man das **Gewicht eines Liters** dieser Flüssigkeit.

Ein 1 Schwefelsäure und ein 1 Benzin sind ihrem **Rauminhalt** nach **gleich**, im **Gewicht sehr abweichend**.

1 l Schwefelsäure = 1,814 kg = spezif. Gewicht
1 l Benzin   = 0,710 „ = „

Die Berechnung unter Verwendung des spezif. Gew. ist also nichts weiter als ein **Vergleich** zu einem Liter (1000 g Wasser).

Beispiel: Glyzerin [spezif. Gew. 1,230]

a) **Wieviel kg sind 16 l Glyzerin?**

Lösung
```
┐     1,230 kg   ? 16 l
└──→ 1 l          =
```

b) **Wieviel l sind 16 kg Glyzerin?**

Lösung
```
┐   →  = 1 l      ? 16 kg
└──→ 1,230 kg     =
```

Auch hierbei kann man bequem den Bruchansatz verwenden. Man beachte:

Unter dem Bruchstrich mit dem **gegebenen Grundverhältnis** beginnen, die Frage über den Bruchstrich stellen. **Die fragende Zahl muß mit der Zahl unter dem Strich gleiche Benennung tragen.**

Benzin [0,710] ? l sind 24 kg?

Also: 0,710 kg = 1 l

24,000 „ = ? l

Noch einfacher wird die Lösung, wenn man die **spezif. Gewichtszahl** als Gramme auffaßt. Man muß dann die **fragende** Gewichtszahl auch in Grammen schreiben.

Also ⌐→ = 1 l   24000 g ?
└──→ 710 g

kg in l umzuwandeln ist **Division**, l in kg umzurechnen ist **Multiplikation!**

Glyzerin	1,230	Benzin II	0,710
Salmiakgeist	0,960	Schwefelsäure	1,814
Natronlauge	1,383	Salpetersäure	1,330
Bleiessig	1,240	Spiritus	0,835
Benzin I	0,690	Essigäther	0,904

1. 50 l vorstehend benannter Flüssigkeiten mit nebenstehenden Angaben des spezif. Gewichtes sind in kg auszudrücken.
2. Desgleichen 50 kg in l zu verwandeln.
3. **Hydrarg.metall,** spezif. Gew. 13,590.
   16 l, 2,8 l, 0,125 l, 05 l. ? kg.
4. 24 kg Glyzerin [1,230]   ? l
5. 45 l Bleiessig [1,240]   ? kg
6. 13 l Essigsäure [1,041]   ? kg
7. 65 kg Salp.-Säure [1,330] ? l
8. 29 l Essigäther [0,904]   ? kg
9. 540 kg Spiritus [0,835]   ? l
10. 50 l Salzsäure [1,152]   ? kg
11. 10 l Schwefeläther [0,724] ? kg
12. 600 l Benzin [0,710]   ? kg
13. 440 l „ „   ? kg
14. 541 l „ „   ? kg
15. 650 l „ „   ? kg
16. 60 l Lauge [1,383]   ? kg
17. 60 l Schwefelsäure [1,840] ? kg
18. 60 kg „ „   ? l

19. **1 Faß, brutto 100 kg Spiritus** [0,831] faßt 100 l.
? Netto=, ? Tara=Gewicht?

20. 1 Faß [0,835] **Spiritus**, brutto 111 kg, Tara 15 kg. ? l?

21. 1 Faß [0,835] 96 l **Spiritus**. ? kg?

32. **1 Ballon, 72 l H_2SO_4** [1,814] wiegt wieviel, wenn die
Tara 9 kg ausmacht?

23. 1 Faß. 56 kg Brutto, 7,4 kg Tara. ? l Spiritus [0,835]?

24. **Drei Fässer Spirit.** [0,835],
Brutto: 114, 132, 151 kg; **Tara:** 11,5, 14,2, 13,3 kg.
Einkf. das l 2,02 ℳ, Spesen 9,00 ℳ. Wieviel koftet 1 l
durch die gehabten Spesen?

25. **Drei Fässer desgl.**
Netto: 59, 142, 53 kg, Eff. das l 1,97 ℳ, koften wieviel?
Fässer nicht berechnen!

26. **Ein Eisenfaß Benzin** [0,695] enthält 580 l. Das **kg** koftet
im Eff. 37 ₰. Wir verkaufen daraus 57 **kg**.
a) ? kg **vor** ⎱ Entnahme c) ? Wert **vor** ⎱ Entnahme?
b) ? „ nach ⎰   d) ? „ nach ⎰
e) ? Wert hatten die 57 kg?

27. **7 Fässer Benzin** [0,710] wiegen zusammen brutto 2171 kg,
die Tara beträgt 261 kg. Der **Preis** des **Liters** ist 33 ₰,
dazu kommen 5,60 ℳ Fracht u. 2,80 ℳ Rollgeld. Wieviel
koftet das Faß im Durchschnitt?
Löfung: 2171 Brutto — 261 Tara = 1910 kg Netto. Wie=
viel **Liter**?

$$0,710 \text{ kg} = 1 \text{ l}$$
$$1910 \quad „ = ? \text{ l}$$

Bruchftrich: $\dfrac{1 \qquad 1910 \ ?}{0,710}$

191 000 : 71 = 2690 l $\times$ 33 ₰ = 887,70
$+$ 5,60
2,80

7 Fässer = 896,10

1 Faß = 896,10 : 7 = **128 ℳ.**

28. **1 Faß Benzol** [0,740] 600 l Inhalt wird leck, es verdunften
6 **kg**. Wieviel wiegt das Faß nachträglich?

---

29. **Aus einem Faß v. 400 l Benzin** [0,710] find 50 **kg**
verkauft worden, das kg zu 40 ₰. Welchen Wert hat der Inhalt:
a) vor, b) nach Entnahme, c) die verkaufte Menge?

30. **Ein Ballon enthaltend 63 kg Glyzerin** [1,230] zu 1,95 ℳ pro kg **wird zerbrochen.** Es werden 16 l gerettet. Wie groß ist der Geldverlust wenn der Ballon 2,50 ℳ Wert hatte?

31. Für eine Lieferung von 1200 kg **Schwefelsäure** [1,840] stehen 4 Ballons $\times$ 60 l, 4 $\times$ 50 l, 4 $\times$ 65 l Rauminhalt zur Verfügung. Wieviel H_2SO_4 können wir darin liefern?

32. Desgl. 6 Ball. $\times$ 50, 4 $\times$ 65, 2 $\times$ 60 l nehmen wieviel H_2SO_4 auf (1,840]?

33. Desgl. 6 Ball. $\times$ 50, 5 $\times$ 60 l [1,230].

34. In einem Ballon, welcher 92 kg H_2SO_4 [1,840] aufnahm, geht wieviel Benzin [0,710]?

35. Das Gefäß, welches 342,3 l **Leichtbenzin** [0,690] aufnahm, nimmt wieviel **kg Schwerbenzin** [0,710] auf?

36. Das Gefäß nimmt 342,3 **kg** Leichtbenzin [0,690] auf. Wieviel **Liter** Schwerbenzin [0,710]?

37. **Ein mit 600 l geeichtes Eisenfaß** hat eine Tara von 42 kg. Wieviel Brutto muß es wiegen, wenn es mit Benzin [0,710] gefüllt ist?

38. Ein Faß enthält **netto 358 kg Spiritus** [0,831]. ? l sind das?

39. **Ein Eisenfaß Benzin** [0,710], brutto 520 kg, Tara 40 kg, enthält wieviel l?

40. **71 l Spiritus** [0,835] ? kg?

41. **71 kg** „ „ ? l?

42. 1 **Ballon** mit 120 l Rauminhalt nimmt wieviel H_2SO_4 [1,814] auf?

43. Wieviel **kosten 6 Fässer mit Spiritus** [0,835], leeres Faß 4,00 ℳ, brutto: 72, 61, 56, 87, 79, 42 kg, Tara: 5,6, 6,8, 4,8, 9,1, 9,0, 3,7 kg, wenn das l 2,02 ℳ kostet und die Fracht 9,00 ℳ ausmacht?

44. 1 **Ballon** mit 60 l **Glyzerin** [1,230] kostet ohne Gefäß 129,20 ℳ. ? kostet 1 kg?

45. 1 **Behälter,** der 76 kg HCl [1,152] aufgenommen hatte, soll mit H_2SO_4 [1,814] gefüllt werden. Wieviel geht hinein?

46. **Ein Eisenfaß,** in dem 480 kg **Leichtbenzin** [0,690] gewesen ist, soll mit Schwerbenzin [0,725[gefüllt werden. Wieviel geht hinein?

Durchschnittsrechnung,

auch Qualitätsberechnung genannt.

1. Wir kauften:

$$
\begin{aligned}
3 \ \text{kg Tee das kg } 3,- \ \mathcal{M} &= 9,- \ \mathcal{M} \\
1^1/_2 \ \text{″} \quad \text{″} \quad \text{″} \quad \text{″} \ 2{,}50 \ \text{″} &= 3{,}75 \ \text{″} \\
4^1/_2 \ \text{″} \quad \text{″} \quad \text{″} \quad \text{″} \ 3{,}50 \ \text{″} &= 15{,}75 \ \text{″} \\
\hline
9 \ \text{kg kosten} &= 28{,}50 \ \mathcal{M} \\
1 \ \text{″} \quad 2850 : 9 = 316{,}6 \ \mathcal{J} &= \mathbf{3{,}17} \ \mathcal{M}.
\end{aligned}
$$

Regel: Rechne die Preise der einzelnen Bestandteile aus, addiere sie und teile das Ergebnis durch die erhaltene Gesamtmenge!

2. Es werden gemischt:

$$
\begin{aligned}
30 \ \text{l } 96 \text{ gräd. Spirit.} &= 2880 \\
20 \ \text{l } 80 \quad \text{″} \qquad \text{″} &= 1600 \\
10 \ \text{l Wasser} &= 0000 \\
\hline
60 \ \text{l} &= 4480 \ \text{Spiritusgrade}
\end{aligned}
$$

4480 Grade verteit auf 60 l Mischung

$$1 \ \text{l} = 4480 : 60 = \mathbf{74{,}6} \ \text{grädig.}$$

3. Es werden gemischt:

$$
\begin{aligned}
600 \ \text{g Ol. Citri} \qquad &\text{das kg } 8{,}40 \\
400 \ \text{″ Spiritus } [0{,}835] \ &\text{das l } 2{,}05
\end{aligned}
$$

Wieviel kosten 50 g der Mischung?

4. Es werden gemischt:

$$
\begin{aligned}
2^1/_2 \ \text{kg grüne Farbe zu } 0{,}60 \ \mathcal{M} \ &\Big\} \ \text{das kg} \\
7^1/_2 \ \text{″} \quad \text{″} \quad \text{″} \quad \text{″} \ 0{,}36 \ \text{″}
\end{aligned}
$$

Wie teuer stellt sich die Mischung im Durchschnitt?

$$
\begin{aligned}
\text{Lösung: } 2^1/_2 \times 60 &= 150 \\
7^1/_2 \times 36 &= 270 \\
\hline
10 \ \text{kg} &= 4{,}20 \ \mathcal{M} \\
1 \ \text{″} &= 42 \ \mathcal{J}.
\end{aligned}
$$

5. **Desgl.**

$$
\begin{aligned}
3 \ \text{kg Souchong-Tee zu } 5{,}60 \ &\Big\} \\
1^1/_2 \ \text{″ Pecco} \quad \text{″} \quad \text{″} \ 9{,}40 \ &\Big\} \ \text{das kg} \\
5^1/_2 \ \text{″ Congo} \quad \text{″} \quad \text{″} \ 6{,}20 \ &\Big\}
\end{aligned}
$$

Wieviel kostet $^1/_2$ ℔ der Mischung?

6. **Desgl.**

$$
\begin{aligned}
42 \ \text{kg Terpentin-Oel } [1{,}10 \ \mathcal{M}] \ &\Big\} \ \text{die } \mathbf{\text{gleiche Frage?}} \\
28 \ \text{″} \qquad \text{″} \quad \text{Ersatz } [0{,}41 \ \text{″}] \ &\Big\}
\end{aligned}
$$

3*

7. Desgl.   3,5 kg Tragant zu 2,80 ⎞
            4,5 „   „   „ 2,40 ⎬ das kg
            1,0 „   „   „ 3,20 ⎠

Wie teuer stellen sich 5 kg der Mischung?

Lösung: 3,5 × 2,80 =   9 80
            4,5 × 2,40 = 10 80
            1,0 × 3,20 =   3 20
            ————   ————
             9,0   23,80 : 9 = 2,64 × 5 kg =

8. **Drei Tragantsorten,** u. zwar 4,5 kg (Einzelpreis 3,20 ℳ), 2,1 kg (2,80 ℳ), 5,8 kg (2,45 ℳ) werden gemmischt! Wieviel beträgt der Durchschnittspreis?

9. Zu 31 l 42 gräd. Spiritus gießen wir 19 l 96 gräd. u. 50 l Wasser. Wie stark ist die Mischung?

10. Berechne den Durchschnitt folgender Mischungen:

a) Ameiseneier 1 kg zu 3,40, $2^1/_2$ kg zu 2,80, $1^1/_2$ kg zu 3,10 ℳ.

b) Tagestemperatur in der **Woche** 18,5, 17,8, 21,0, 20,9, 19,4, 16,3, 18,1 Grad.

c) Tageseinnahmen in der Woche: 18,40, 71,30, 82,40, 66,00, 78,00, 52,90, 91,70 ℳ.

d) 3 l 96 gräd., 9 l 80 gräd. Spiritus und 2 l Wasser.

e) 16 kg Firnisersatz, kg 47 ₰, und 7 kg Firnis, kg 84 ₰.

f) 52,5 kg Terpentinöl, kg 0,84 ℳ, und 46,5 kg Terpentinersatz, kg 0,38 ℳ.

g) $3^1/_4$ kg Bronze, kg zu 6,70, $2^3/_4$ kg zu 7,40, $1^1/_2$ kg zu 4,30, $^1/_2$ kg zu 5,10 ℳ.

h) 13,1 kg Zimocka-Schwämme mit 1480 g Sand
    9,4 „ Griechische   „   „   710 „   „
    6,5 „ Levantiner   „   „   56 „   „

i) 186 Stck. Schwämme, Stck. 16 ₰ ⎞
   201   „   „   „   27 „ ⎬ Durchschnittspreis?
    48   „   „   „   34 „ ⎠

k) $2^1/_4$ Mille Korken zu 4,20, $1^3/_4$ Mille zu 3,15, 2 Mille zu 2,80 ℳ das Mille.

11. Es wurden gemischt:
48 kg Firnis, das kg 84 ₰, und 63 kg Ersatz, das kg 42 ₰. Wieviel kosten 5 kg dieser Mischung?

12. Desgl.
Firnis 64 kg zu 1,10 ℳ ⎞
Ersatz 44 „   „ 0,48 „ ⎬ Durchschnittspreis der Mischung?

13. 1 l 96 grädiger Spiritus wird gemischt mit 4 l 80 grädigem Spiritus. Wie stark ist das Gemisch?

14. **Desgl.** 3 l 90 er ⎫
    2 l 75 er ⎬ ? Alkoholgehalt?

15. **Desgl.** 10 l 95 er ⎫
    50 l 90 er ⎬ Die gleiche Frage!

16. **Desgl.** 5 l 94 er ⎫
    5 l 90 er ⎬ Die gleiche Frage!

17. a) 6 l 95 er + 6 l 90 er,   b) 54 l 90 er + 30 l 80 er.

18. Die Temperatur betrug in den Wochentagen:
    a) 18, 20, 21, 19, 20, 25, 24 °. Wieviel im Durchschnitt täglich?
    b) 23, 22, 26, 23, 27, 24, 23 °. Die gleiche Frage!
    c) 25, 20, 19, 18, 17, 16, 18 °. Die gleiche Frage!
    d) Wieviel beträgt die tägliche Durchschnittstemperatur der letzten 2 Wochen?

19. 56 l 80 Grad heißes Wasser gemischt mit 10 l 6 Grad warmes Wasser haben welche Temperatur?

20. Wir mischen: 6 l Alcohol absolutus (100 grädig) mit 5 l Wasser. Wie stark wird der Spiritus?

21. **Bestimme die Alkoholstärke folgender Mischungen:**
    a) 25 l 96 er Spirit.   b) 2200 cbm Wasser
        19 l 100 gräd. Alkohol   4100 „   96 er Spirit.
        100 l 90 „   „   1700 „   90 er   „

    c) 320 l 87 °/₀ Spirit.   d) 5 l Wasser
       371 l 96 „   „   4 l 90 °/₀ Spirit.
                                             2 l Sirup

        e) 37 **kg** 86 °/₀ Spirit. [0,835]
            100 l   96 °/₀

Lösung: 100 l = 83,5 kg
　　　　 83,5 × 96 = 8016 ⎫
　　　 + 37 × 86 = 3182 ⎬ 11198 : 120,5 = **92,9** °/₀
　　　　 120,5

22. Es wurden gekauft:
    ¼ Ries **Filtrierpapier** (Ries 16 ℳ)   (1 Ries
    ½ „   „   („ 37 „)   = 1000 Bog.)
    ⅛ „   „   („ 21 „)
    ⅛ „   „   („ 41 „)
    Wieviel beträgt der Durchschnittspreis eines **Bogens**?

23. 1½ Ries (38,— ℳ) ⎫
    ½   „   (46,— „) ⎬ Die gleiche Frage!
    1¼ „   (18,40 „) ⎭
    ¾   „   (24,— „)

24. $2^8/_4$ Ries (40,— ℳ)
    $^1/_8$ „ (24,— „)
  $1^8/_8$ „ (32,— „)   } Die gleiche Frage!
    $^3/_4$ „ (36,— „)

25. $5^1/_2$ Ries (17,20 ℳ)
    $^1/_8$ „ (32,80 „)
  $2^1/_4$ „ (42,40 „)   } Die gleiche Frage!
  $1^1/_8$ „ (32,— „)

26. Es werden gekauft:
  $^3/_4$ Ries **Filtrierpapier,** das Ries 15,20 ℳ
  $1^1/_2$ „   „   „   „ 27,80 „
  $^3/_8$ „   „   „   „ 34,60 „
Wieviel kostet **ein** Bogen im Durchschnitt?

Mischungsrechnung.

Die Berechnung der Quantität einer Mischung (Vorschrift) aus mehreren Stoffen (Ingredienzen), nach bestimmtem Zahlenverhältnis zusammengesetzt, ist eine der wichtigsten Anforderungen für den Drogisten.

Beispiel: Spiritus }   9 Teile }
  + Kalilauge } Ingre-   1   „ } Komponenten
  + Olivenöl } dienzen   2   „ }
  = Seifenspiritus   **12 Teile**

18 kg ist das gewünschte Gesamtquantum!

Man zähle die Beträge der Komponenten zuerst zusammen und vergleiche sie mit dem geforderten Gesamtquantum.

Also: $9 + 1 + 2 = 12$ Teile

    12 Teile sollen 18 kg $= 18000$ g werden.

12 und 18 stellen also für den Bruchstrich das **gegebene Grundverhältnis** dar.

Lösung

$$\frac{= 18000 \text{ g}}{12 \text{ Teile}} \quad ?\begin{matrix} 9 \text{ Teile} \\ 1 \quad „ \\ 2 \quad „ \end{matrix}$$

gekürzt:

$$\frac{1500}{\cancel{18000}} \times \begin{matrix} 9 = 13500 \\ 1 = 1500 \\ 2 = 3000 \end{matrix} \Big\} \ 18000 \text{ g}$$

$$\overline{12}$$

1. Es sind 15 kg Farbe herzustellen, die folgende Zusammen=
setzung haben soll:
4 Teile Zinkweiß, 5 Teile Firnis, 3 Teile Terpentin.
$4 + 5 + 3 = 12$ Teile
12 Teile 15000 g
1 „ $15000 : 12 = 1250 \times 4 = 5000$ g
$5 = 6250$ „
$3 = 3750$ „
15,000 kg

2. **Spir. saponat. 15 kg**
Olivenöl 2, Kalilauge 1, Spiritus 9 Teile.

3. **Spir. camphorat. 18 kg**
Kampfer 1, Spiritus 7, Wasser 2 Teile.

4. **Pulvis salicylicus cum Talco 6 kg**
Salizylsäure 15, Reismehl 150, Talkum 835 Teile.

5. **Bengalisch. Feuer, rot, 6,5 kg**
Stront nitr. 8, Sulf. lot. 3, Kal. chlor. 2 Teile.

6. **Poudre de Rhiz. 7 kg**
Talkum 8, Reismehl 5, Magnes. carb. 1 Teil.

7. **Fluid (Pferdeeinreibung) 24 kg**
Kampferspir. 7, Seifenspir. 5, Aether 3, Span. Pfeffer=
tinktur 2, Salmiakgeist 3 Teile.

8. **Grüne Farbe 24 kg**
Chromgrün hell 5, mittel 3, Sikkativ 1, Firnis 7 Teile.

9. **Vogelfutter 9 kg**
Hanf 4, Rübsaat 7, Kanthus 1, Spitzsamen 6 Teile.

10. **Küchenschabenpulver 6 kg**
Borax 30, Insektenpulver 65, Zucker 5, Hafermehl 6, Ultra=
maringrün 14 Teile.

11. **Mäusegift 12 kg**
Baryum carb. 150, Roggenmehl 249, Saccharin 1 Teil.

12. **Blitzlichtpulver 2,5 kg**
Alumin. Metall 25, Spießglanz 20, Kali chlor. 65 Teile.

13. **Mottenpulver 8 kg**
Naphtalin 5, Kampfer 2, Kampf.=Ersatz 3, Pfeffer spanisch 2,
Pfeffer schwarz 1, Quillayapulver 0,5, Inf.=Pulver 2,5 Teile.

14. **Zahnpulver 500 g**
Kalk kohlenf. 9000, Sepiaschale 150, Magnes. carb. 500,
Bimssteinplv. 250, Pfefferminzöl 75, Nelkenöl 25 Teile.

15. **Toiletteessig 3 kg**
Benzoetinktur 5, Arnika 4, Spir. 50, Rosenwasser 30, Orangen=
blütenwasser 15, verdünnte Essigsäure 16 Teile.

16. **Menthol-Schnupfenpulver 600 g**
Menthol 0,5, Borsäure 6,0, Milchzucker 5,5 Teile.

17. **Freßpulver für Schweine 35 kg**
Schwefel 125, Glaubersalz 235, Lorbeeren 50, Salz 150, Fenchel 40, Bolus rot 100 Teile.

18. **Brauselimonadenpulver 5 kg**
Weinst.-Säure 3, dopp. kohlens. Natr. 4, Zucker 5 Teile.

19. **Putzöl 20 kg**
Eläin 7, Brennspir. 8, Salmiakgeist 5, Wiener Kalk 4 Teile.

20. **Hektographenmasse 3 kg**
Wasser 180, Tragant 20, Glyzerin 2,5, Talkum 7,5 Teile.

21. **Metolentwickler 12 kg**
Metol 10, Natr. sulfuros. 100, Aqua destillat. 1000 Teile.

22. **Postkutschen-Lackfarbe 10 kg**
Chromgelb 4,0, Lärchenterpentin 1,5, Terpent.-Oel 0,5, Dammarlack 9,0 Teile.

23. **Kummerfeldts Waschwasser 5 kg**
Kampfer, Gummi arab. ana 1,5, Schwefelmilch 7, Kölnisch Wasser 5, Kalkwasser 40 Teile.

24. **Reibmasse f. schwedische Streichhölzer 1 kg**
Phosphor amorph. 3,0, Gummi arab. 0,5, Wasser 2,5, Schmirgel 3,0, Bleiglätte 2,0 Teile.

25. **Eau de Javelle 65 kg**
Chlorkalk 100, Wasser 500, Soda 125, Wasser 2500.

26. **Wanzentod 8 kg**
Benzol 80, Kienöl 60, Paraffinöl 7,5, Mirbanöl 0,5 Teile.

27. **Cold-Cream 5 kg**
Cera alba 7,5, Cetaceum 9,5, Ol. Amygd. dulc. 59, Aq. Rosae 30 Teile. Auf 50 g Salbe ein Tropfen Rosenöl.

28. **Spir. saponat. 48 kg**
9,1 Spir., 2,0 Baumöl, 0,9 Kalilauge.

29. **Pulv. dentifric. 5 kg**
Calc. carb. 1000, Ossa sep. 250, Lap. pum. 125, Ol. Menth. pip. 9, Ol. Anisi 1, Rhiz. irid. 175 Teile.

30. **Lackfarbe 8,4 kg**
Bernsteinlack 17, Terpentin 3, Ocker 3,5 Teile.

31. **Restitutions-Fluid 45 kg**
Kampferspir. 3, Aether 1, Seifenspir. 4, Salmiakgeist 2, Spanischpfeffertinktur 1 Teil.

32. **Fleckwasser 9 kg**
Tetrachlorkohlenstoff 5, Benzin 16, Aether 7, Essigäther 0,5 Teile.

33. **Hundert Stck. Zehnmarkstücke zu 4 g erfordern wieviel**

Gold= und Kupfermetall, wenn sie im Verhältnis von 9 : 1 legiert sind?

34. **Silbergeld besteht** aus 9 Teilen Silber= und 1 Teil Kupfermetall. Der Inhalt eines Beutels mit 1=ℳ=Stücken ist 3500 g. 9 einzelne Geldstücke wiegen 50 g.

a) ? ℳ=Stcke. sind vorhanden, b) ? Argent und Cuprum ist darin enthalten?

35. **Nickelgeld** (75 Ni + 25 Cu oder 3 + 1) 3920 g Zehn= pfennigstücke zu 4 g sind:

a) Wieviel Geldstücke, b) enthalten wieviel von jedem Metall?

36. **Kupfergeld** (95 Cu, 4 Stannum, 1 Zink) 3 Zweipfennig= stücke wiegen 10 g. 26,020 kg sind:

a) Wieviel Münzen (2 ₰), b) enthalten wieviel von jedem Metall?

37. **Wanzentinktur 12 kg**
Benzol 6,5, Kienöl 2,5, Mirbanöl 1, Terpentinöl 2, Paraffin 3 Teile.

38. **Pomade.** 25 Teile Walrat ⎫ Es sollen
          75 „ Mandelöl ⎬ 3,5 kg
         600 „ Fett ⎭ angefertigt werden.

Wieviel Gewichtsteile sind von jedem Bestandteil notwendig?

39. Desgl. Aus: Wachs 1 ⎫
        Kakaobutter 6 ⎬ Teilen sollen 7 kg Pomade
        Rizinusöl 3 ⎭ gefertigt werden.

Die gleichen Fragen!

40. Desgl. Fett 85 ⎫
       Walrat 15 ⎪
       Wachs 5 ⎬ 15 kg
       Mandelöl 5 ⎭

41. Es sind **9 kg Backpulver** anzufertigen aus 2 Teilen Cre- mortartari und 1 Teil Natron, dazu sollen 1320 g einer Mischung derselben Bestandteile, die aber irrtümlich im **um- gekehrten Verhältnis** (1 + 2) steht, Verwendung finden. Wie- viel ist von jedem zu nehmen?

Lösung: 9 kg = 9000 g ⎰ 2 Cremort. = 6000 g
              ⎱ 1 Natr. = 3000 g

Die Mischung enthält: 1320 g ⎰ 1 Cremort. = 440 g
                 ⎱ 2 Natr. = 880 g

Also brauchen wir noch 6000 — 440 g Cremort. = **5560 g** und 3000 — 880 g **Natr. = 2120 g.**

42. **Dieselben Bedingungen** aus voriger Aufgabe. Es sind 9 kg anzufert. unter Verwendg. von 3 kg Mischung im um- gekehrten Verhältnis.

43. **Desgl.** 7,5 kg **Backpulver,** 1860 g Mischung.
44. **Desgl.** 12 kg **Backpulver,** 840 g Mischung.
45. **Desgl.** 6 kg Backpulver, 1860 g Mischung.

Im Drogenhandel ist es oft erforderlich aus zwei vorhandenen Qualitäten einer Ware mit zwei verschiedenen Preisen eine Sorte mit einem dritten gewünschten Preise herzustellen. Es ist also immer dann das **Teilverhältnis** zu bestimmen, um den gewünschten Durchschnittspreis zu erzielen.

Beispiel: Tee zu 4,20 ℳ soll mit einer billigeren Sorte zu 3,80 ℳ so gemischt werden, daß der Durchschnittspreis 4,00 ℳ beträgt.

$$4,20 \text{ ℳ weisen zu} \quad\rangle\; 4,00 \text{ ℳ ein} \quad \begin{array}{l}\text{Plus von } 20 \text{ ₰} \\ \text{Minus } „ \quad 20 \text{ ₰}\end{array}\Big\} \text{ auf}$$

3,80 „   „   „

Plus und Minus beider Sorten halten sich die Wage.

$$\begin{array}{rl} 1 \text{ Teil zu} & 4,20 \text{ ℳ} \\ \underline{1 \quad „ \quad „} & \underline{3,80 \quad „} \\ = 2 \quad „ \quad „ & 8,00 \text{ ℳ} : 2 = 4,00 \text{ ℳ Durchschnitt.} \end{array}$$

Es sind also **gleiche** Teile zu nehmen.

Regel: Sind die **Preisdifferenzen** zum **gewünschten** Preise gleich groß, so sind auch gleiche Teile beider Sorten erforderlich.

Anders gestaltet sich das Teilverhältnis, wenn die Preisabstände zum gewünschten Preise **ungleich** groß sind. **Beispiel:** Aus einer Sorte kg 2,60 ℳ und einer zweiten Sorte das kg 1,80 ℳ soll eine Mittelsorte zu 2,00 ℳ gemischt werden.

$$\begin{array}{cc} 2,60 & 60 \\ \rangle\; 2,00 \text{ ℳ Differenz} \\ 1,80 & 20 \end{array}$$

Nun mische man in **umgekehrtem** Verhältnis.

$$\begin{array}{l} 2,60 \quad\; 60 \quad\quad 3 \text{ Teile} \times 180 = 5\,40 \\ \quad\; \rangle\; 200 \langle \quad\quad \text{gekürzt} \\ 1,80 \quad\; 20 \quad\quad \underline{1 \quad „ \quad \times 260 = 2\,60} \\ \quad\quad\quad \textbf{Beweis: } 4 \quad „ \quad\quad\quad 8,00 \text{ ℳ} \\ \quad\quad\quad\quad\quad 1 \quad „ \quad\quad\quad 4,00 \text{ ℳ,} \end{array}$$

wie gewünscht.

Regel: Sind die **Preisunterschiede ungleich,** so ist das Teil=verhältnis **um**gekehrt wie das der Preisunterschiede.

Ob die Zahlen nun Benennungen wie Preise, Grade, Prozente oder irdendwie tragen, ist für die Lösung ohne Belang.

Also: $\quad 90\,\% \quad\quad ₰\; 3 \times 82\,\% = 246$

$$84 \langle$$

$$+ 82\,\% \quad\quad \underline{2\; 1 \times 90\,\% = \;\; 90}$$

$$4 \text{ Teile} \quad = 336\,\% : 4 = 84\,\%.$$

46. **Wieviel Teile** sind von jeder **Sorte** zu nehmen, wenn je
2 Sorten folgender Artikel zu angegebenen Preisen gemischt
werden?

a) **Gummi arabicum,** Herstellungspr. 1,80 ℳ, vorhanden:
1 kg 1,70, 1 kg 1,90 ℳ.

b) **Tragant,** Herstellungspr. 4,40 ℳ, vorh.: kg 4,70, 4,30 ℳ.

c) **Gemischtes Terpentinöl,** Herstellungspr. 0,70 ℳ, vorhanden: kg 1,05 u. Ersatz kg 0,56 ℳ.

d) **Ova formicarum,** Herstellungspr. 1,70 ℳ, vorhanden:
kg 2,10 u. kg 1,40 ℳ.

e) **Oliven-Speiseöl,** Herstellungspr. 1,85 ℳ, vorhanden:
I. Sorte kg 1,75 ℳ, II. Sorte kg 2,20 ℳ.

f) **Chromgrün,** Herstellungspr. 0,45 ℳ, vorhanden:
1. Sorte kg 0,60 ℳ, 2. Sorte kg 0,35 ℳ.

g) **Bronze,** Herstellungspr. 7,00 ℳ pro kg, 1. Sorte kg 6,80 ℳ,
2. Sorte kg 7,80 ℳ.

h) **Weinkorke,** Herstellungspr. pro Mille 4,20 ℳ, vorhanden
je eine Sorte zu 3,70 u. 4,90 ℳ.

i) **Fußbodenöl,** Herstellungspr. kg 34 ₰, vorhanden je eine
Sorte zu 68 u. 24 ₰.

k) **Firnisersatz,** Herstellungspr. kg 0,82 ℳ, vorhanden je
eine Sorte zu 1,03 u. 0,59 ℳ.

l) **Spiritus 91°,** herzustellen aus 96- und 90 grädig. Spiritus.

m) **Spiritus 52 grädig,** herzustellen aus 90 grädigem Spiritus
und **Wasser.**

n) **Schwefelsäure 96 %ig,** umzuwandeln in 24 %ige durch
Wasserzusatz.

o) **Tee-Melange,** herzustellen zum Kilopreise von 5,20 ℳ
aus Kongotee kg 4,10 ℳ u. Souchongtee kg 5,60 ℳ.

47. Ein Ballon **Salmiakgeist 0,910 = 25 %, brutto 71, Tara
6 kg,** soll durch Wasser in 10 prozentigen verdünnt werden
[0,960]. Wieviel davon ist erforderlich?

$$25\,\%\;[0,910\text{er}]\searrow \qquad \nearrow \cancel{15}\;\;3\text{ Aqua}$$
$$\qquad\qquad >10\,\% <$$
$$0\,\%\;\text{Wasser}\;\nearrow \qquad \searrow \cancel{10}\;\;2\;0{,}910\text{er}$$

Vorhanden 65 kg 0,910 er.

3 kg Aqua   65 kg [0,910 er] ?
2 kg [0,910]   = 3 × 65 : 2 = **97,5 kg Aqua**

Wieviel Mischung [0,960 er] ergiebt das?
65 kg + 97,5 kg Aq. = **162,5 kg.**

48. **Derselbe Vorgang** mit folgenden Bedingungen:
68 kg Brutto | vorhanden: 0,910 er [25 %]
9 „ Tara | **herzustellen** 0,960 er [10 %]
Wieviel **Mischung** ergibt das?

49. 40 kg 96 % H_2SO_4 sollen durch Wasserzusatz in 18 %ige verwandelt werden. ? Aqua.

50. 56 kg Oleum (verdünnte Schwefelsäure 22 %) sind her=zustellen aus 96 % Säure und Wasser. ? von jedem?

51. **Es sind herzustellen: 45 l 90 grädiger** Spiritus aus 96= grädigem und Wasser.
Wieviel l von jedem sind erforderlich?

Lösung: 96   6   1
            \\   90 /
            0 /   \\ 90 15
                 zuf. ‾‾16‾‾ Teile 90 er Spirit.

16 Teile (oder l) 90 er verlangen 1 l Wasser u. 15 l 96 er,
45 Teile (oder l) 90 er verlangen wieviel?
Bruchstrich: 1 Aq.
                     15 96er ⸤ 45
                     16              $= 45 \times 1:16 = 2,8$ l
                                     $= 45 \times 15:16 = 42,2$ l
                                     ‾‾‾‾‾‾‾‾‾‾‾‾‾‾
                                          45,0 l

52. **18 l 22 grädiger Franzbranntwein** sollen durch 96 gräd. Spiritus auf 40 Grad verstärkt werden. ? ist erforderlich?

53. **320 l 90 °** Spiritus sollen zu 56 ° Franzbranntwein ver= arbeitet werden. Wieviel l Wasser sind nötig?

54. 46 l 81 er durch Zusatz von 96 ° auf 90 ° zu bringen. ? 96 er.

55. 600 l 96 er durch **Wasserzusatz** auf 90 ° zu verdünnen. Wieviel Aqua ist erforderlich?

56. 1 Faß 96 % **Spiritus** = 202 l durch Wasserzusatz auf 90 % zu bringen. ? Wasser?

57. 18 l 88 % Spiritus sollen durch 96 %igen auf 90 % ge= bracht werden. ? 96 er ist nötig?

Teilverhältnis?   88   2 l $\times$ 96 er
                          \\ 90 /
                    96 /   \\ 6 3 $\times$ 88 er
Wieviel **88 er** ist **vorhanden?** = 18 l.
3 Teile 88 er erfordern 1 Teil 96 er, damit die Mischung 96 % wird. 18 Teile 88 er erfordern wieviel?

$$\frac{1 \qquad 18}{3} = 6 \text{ l } 96 \text{ er}$$

$$\textbf{Beweis:} \quad 6\ l \times 96\ \text{er} = 576 \ \text{Spiritusgrade}$$
$$18\ l \times 88\ \text{er} = 1584 \qquad „$$
$$\overline{24\ l\ \text{enthalten} \quad 2160} \qquad „$$
$$1\ l = 2160 : 24 = 90 \qquad „$$

58. Es sollen 22 l 40 gräd. Liqueur auf 46 Grad gebracht werden durch Zusatz von 90 grädigem Spiritus. Wieviel ist von letzterem nötig?

59. 340 l 80 % ist durch 90 %igen Spiritus auf 85 % zu bringen! ? 90 grädiger Spiritus?

60. Es sind vorhanden 20 kg Firnis, Preis pro kg 92 ₰. Durch Zusatz von billigeren Firnisersatz, pro kg 42 ₰ soll ein Gemisch hergestellt werden, welches pro kg 80 ₰ kostet. Wieviel **Firnisersatz** ist erforderlich?

Lösung:

a) Welches **Teilverhältnis**?

$$92 \searrow \nearrow 12 \qquad 6 \times 42 \ (\text{Ersatz})$$
$$ 80$$
$$42 \nearrow \searrow 38 \qquad 19 \times 92 \ (\text{Firnis})$$

Es sind somit 6 Teile Ersatz
u. 19 „ Firnis } erforderlich.
$$\overline{\text{zus. } 25 \ \text{Teile}}$$

b) Wieviel **kg** Ersatz, wenn 20 **kg** Firnis vorhanden sind?

Bruchstrich: ⌐→ 6 Ersatz   20 Firnis wieviel?
        └→ 19 Firnis

$$= 6 \times 20 = 120 : 19$$
$$120 : 19 = \textbf{6,3 kg.}$$

61. **2400 g Olivenöl** sind nach folgender Vorschrift zu **Seifenspiritus** zu verarbeiten. Wieviel **Gewicht**steile der anderen Bestandteile sind erforderlich? Vorschrift: 3 Teile Olivenöl, 10 Teile Weingeist, 2 Teile Lauge.

Lösung:

$$3 \ \text{Teile Olivenöl} = 2400 \ \text{g}$$
$$1 \quad „ \quad \text{des Ganzen} = 800 \quad „$$
$$10 \quad „ \quad \text{Weingeist} = 8000 \quad „$$
$$2 \quad „ \quad \text{Lauge} = 1600 \quad „$$

zusammen 12 kg Seifenspiritus.

62. **2300 g Spiritus** zu verwenden laut Vorschrift, 2,5 Teile Oel, 11,5 Spiritus, 2,0 Lauge. Die gleiche Frage aus voriger Aufgabe.

63. **Desgl. 2450 g Weinsteinsäure.** Vorschr. 4,5 Teile Natron, 3,5 Teile Weinsteins., 6 Teile Zucker.

64. **Desgl. 2340 g Seifenspirit.** zu verwenden zum Fluid. Vorschrift: Kampf.-Spir. 5, Seifensp. 2, Salm. 1,5, Spanisch=pfeffertinktur 2, Aether 1,5 Teile.

65. **Desgl. 1500 g Kanthussamen. Vorschrift:** Kanariensaat 6,5, Kanthuss. 2,5, Rübsaat 3,0, Hanfsamen 5 Teile.

66. **Desgl. 685 g Kampfer.** Vorschrift: Spirit. 7, Wasser 2, Kampfer 1 Teil.

67. **Desgl. 65 g Salizylsäure.** Vorschrift: Talkum 835, Weizenstärke 155, Salizylsäure 10 Teile.

68. **80 g Schwefelmilch.** Vorschrift: je 1,5 Kampfer u. Borax, 4 Schwefelmilch, 5 Glyzerin, 45 Kalkwasser, 16 Kölnisches Wasser.

Die Gesellschaftsrechnung

gleicht der Quantitätsberechnung. Ihre Komponenten sind in Geld=beträgen ausgedrückt.

Ob es heißt: Die Komponenten betragen $4 + 5 + 6$ Teile, das Ges. Quantum **30 kg**, oder die Gesamtsumme **30** ℳ ist für die Lösung der Aufgabe ohne Belang. Oftmals sind die Kom=ponenten größer als das Gesamtquantum. Die Methode der Lösung bleibt dieselbe.

Beispiel: Es hat zu erhalten

$$A \ 3000 \ ℳ$$
$$B \ \ \ 250 \ ''$$
$$C \ \ \ \ 50 \ ''$$

Alle erhalten nur 50 ℳ. Wieviel jeder?

Lösung: 3000
250
50
3300 = 50 ℳ

$$\begin{array}{c} 3000 \\ 250 \\ 50 \end{array} \Bigg\} : 66$$

Bruchstrich: $\dfrac{\rightarrow 50\ ℳ}{\rightarrow \text{statt } 3300}$

66

Also jeder den 66. Teil seiner Forderung.

1. **Vier Lieferanten** haben **70 000** ℳ **Forderungen** an einen Kunden, u. zwar hat zu beanspruchen: A 19 000, B 28 000, C 8500, D 14 500 ℳ. Sie erhalten beim Konkurs alle zus. nur 14 000 ℳ. Wieviel erhält jeder?

2. **Der gleiche Vorgang:** Forderung 3804 ℳ, Konkursmasse: 951 ℳ, E 1580, F 240, G 64, H 1920 ℳ. ? jeder.

3. **Desgleichen.** Forderung 20 000, Masse 14 000 ℳ, A 4000, B 11 000, C 5000 ℳ. ? jeder.

4. **Drei Geschäftsinhaber** sind beteiligt am Geschäft, A mit 9000, B 15 000, C 18 000 ℳ. Der Gewinn ist 21 000 ℳ. Wieviel erhält jeder?

5. **Ein Lotterielos,** das von 6 Inhabern gespielt worden ist, gewinnt 247 500 ℳ. Am Los beteiligt war A mit 42, B 58, C 64, D 26, E 10, F 50 ℳ. Wieviel erhält jeder?

6. O hat 400, P 50, Q 1200 ℳ zu erhalten. Es sind aber nur 1089 ℳ vorhanden. Wieviel erhält jeder?

7. 750 ℳ sollen so verteilt werden, daß A 14, B 7,5, C 13,5 Teile erhält. Wie geschieht die Verteilung?

8. Statt **6250 ℳ,** von denen W 3200, X 800, Y 1680, Z 540 ℳ zu erhalten hatte, sind nur 1760 ℳ vorhanden. Wieviel kann jeder nur erhalten?

9. **Eine Erbschaft** von 87 500 ℳ soll im Verhältnis von 9 · 6,5 · 1 · 3,5 verteilt werden. Wie geschieht dieses?

10. **Vier Geschäftsleute** sind an einem Unternehmen, welches 22 000 ℳ Reinertrag bringt, beteiligt und zwar hat gegeben: A 12 000, B 9500, C 5000, D 17 500. Wie wird der Ge= winn verteilt?

11. **6480 ℳ** sollen im Verhältnis von 5 zu 4 zu 3 aufgeteilt werden. Wie geschieht das?

12. A gibt 4500, B 5000, C 5500 ℳ, Gewinn 4200 ℳ. ? erhält jeder.

13. Drei Brüder sollen ihre Erbschaft = 16 380 ℳ im Ver= hältnis von $^1/_7 · ^4/_7 · ^2/_7$ teilen. Wie muß das geschehen?

14. Vier Gläubiger, von denen A 27 130 ℳ, B 1050 ℳ, C 39 142 ℳ, D 7878 ℳ zu erhalten hat, **verlieren** von ihrer Forderung **gemeinsam** 65 800 ℳ. Wieviel **erhält** jeder?
Lösung: Gemeins. z. erhalten haben sie 75 200 ℳ
<pre>
                    Sie verlieren 65 800 „
                    Erhalten also   9 400 ℳ
                    Statt 27 130 ⎫   ⎧ 3391,25 A
                     „   1 050 ⎪   ⎪ 131,25 B
               47   „   39 142 ⎬ = ⎨ 4892,75 C
              9400   „   7 878 ⎭   ⎩ 984,75 D
Statt: └─   75 200   9400,— ℳ
          376
</pre>

15. Vier Handwerker haben Arbeiten geliefert für 2254 ℳ, und zwar A 1125, B 69, C 341, D 719 ℳ. Sie erhalten alle zusammen nur 315,56 ℳ. Wieviel **verliert** jeder?

16. Von einer Forderung, wobei A 7000, B 2500, C 11000 ℳ zu erhalten hat, erhält jeder nur 30%. Wieviel **verliert** jeder?
17. **Desgl.** Zu verlangen hat: A 7150, B 15, C 965, D 870 ℳ. Es sind nur 6300 ℳ zur Teilung vorhanden. Wieviel a) erhält, b) verliert jeder? c) erhalten **alle**, d) verlieren **alle**?
18. Statt **56 000** ℳ erhalten **4 Gläubiger** nur 31 500 ℳ, u. zwar hatte zu verlangen: A 18, B 13, C 2, D 7 Teile. Wieviel a) erhält, b) verliert jeder?

Flächenrechnung.

Um Menge u. Preis eines Anstriches, Gummistoffs usw. er= mitteln zu können, muß man mit der Flächenrechnung betraut sein. Jede Fläche ist zu berechnen nach der Regel: **Länge $\times$ Breite.** Oft sind von einer zu berechnenden Fläche kleinere Flächen ab= zuziehen, z. B. die Fenster der Hausfront, die Tür im Paneel, der Ladentischplatz, der Regalplatz usw. Man achte **genau** auf die **Bedingungen** der Aufgabe.

Ebenso sind Flächen zu berechnen die zu Körpern (Säulen) zusammengesetzt sind.

Die **Fläche** eines Zylinderumfangs (Mantel) berechnet man nach der Formel $D \times \pi \times H$ (Durchmesser $\times$ 3,14 $\times$ Höhe). Denkt man sich nämlich den Mantel eines Zylinders aufgerollt, so bildet der Kreisumfang eine Breite. Breite $\times$ Höhe = Flächeninhalt. Der Kreisumfang ergibt sich aus $D \times \pi$.

1. Eine **Stube** soll mit **Oelfarbe** und **Lack** gestrichen werden, 12 qm erfordern 1 kg Farbe, das kg 75 ₰, 15 qm er= fordern 1 kg Lack, das kg 1,60 ℳ. Maße: 7 m lang, 9 m breit. Wie teuer ist das Anstrichmaterial?
Lösung: Länge [7 m] $\times$ Breite [9 m] = 63 qm.

12 qm = 1 kg Farbe
63 „ = soviel, als 12 in 63 enthalten ist.

$$\text{Bruchstrich} \to \frac{1 \text{ kg}}{12 \text{ qm}} \quad 63 \text{ qm} = 5{,}25 \text{ kg Farbe}$$
$$\times \, 75 \text{ ₰}$$
$$3{,}90 \text{ ℳ}$$

15 qm = 1 kg Lack
63 „ = 63 : 15 = 4,2 kg Lack
$$\times \, 160 \text{ ₰}$$
$$6{,}72 \text{ ℳ} + 3{,}90 = \mathbf{10{,}62 \text{ ℳ}}$$

2. **Gleiche Bedingungen,** Maße: 5,3 m lang, 3,6 m breit.

3. **Gleiche Bedingungen, Saalmaße:** 19,4 m $\times$ 7,8 m
4. „ „ „ 11,9 „ $\times$ 5,8 „
5. „ „ „ 29,0 „ $\times$ 18,7 „
6. „ „ „ 9,9 „ $\times$ 11,1 „
7. **Eine Reklamewand,** 24,8 $\times$ 37,1 m groß, soll zweimal mit **Bleiweißfarbe,** das kg **81** ₰, gestrichen werden! 12 qm = 1 kg Farbe. Wieviel kostet der Anstrich?
8. **Ein Gartenflurgang** soll auf zwei Längsseiten, 17,4 m lang, **in einer Höhe** von **3,2** m mit Farbe, das kg 0,90 ℳ, gestrichen werden. **20** qm = 1 kg Farbe. Dieselbe Frage?
9. Die **Wandbekleidung** (Paneel) eines Raumes, 19,8 $\times$ 11,1 m groß, ist in einer Höhe von **140** cm zu streichen. Die Farbe kostet 1,40 ℳ das kg. 12 qm = 1 kg. Dieselbe Frage?
10. **Gleiche Bedingungen:** Maße: 6 m, 5 m, 2,2 m Höhe.
11. **Desgl.:** Maße: 19,3 lang, 11,4 breit, Paneelhöhe 1,7 m, 12 qm = 1 kg Farbe zu 1,00 ℳ pro kg.
12. **Desgl.:** Maße: 28,1, 21,9 m, Paneelhöhe 2,3 m. 15 qm = 1 kg Farbe zu 1,30 ℳ.

Lösung:

$$28,1 \times 2,3 \qquad\qquad 21,9 \times 2,3 \qquad\qquad 129,26$$
$$= 64,63 \qquad\qquad\quad = 50,34 \qquad\qquad +\,100,68$$
$$+\,64,63 \qquad\qquad\quad +\,50,34 \qquad\qquad\quad 229,94$$
$$129,26 \text{ qm} \qquad\quad 100,68 \text{ qm} \qquad = 230 \text{ qm}$$

$$230 \text{ qm} : 15 = 15,3 \text{ kg} \times 1,30 \text{ ℳ} = 19,89 \text{ ℳ}$$

13. **Ein Laden** 7 $\times$ 9 m, enthält ein **Regal,** 14 m lang, 42 cm tief, der Fußboden, von dem **der Regalplatz abzuziehen ist,** soll gestrichen werden
    a) mit Farbe, 1 kg 75 ₰,
    b) mit Lack, 1 kg 1,60 ℳ.
    12 qm = 1 kg Farbe, 15 qm = 1 kg Lack.
Was kostet das Material?

Lösung:

$$7 \times 9 = \qquad\qquad 63,00 \text{ qm}$$
$$-\,\text{Regal: } 14 \times 0,42 = 5,88 \text{ „}$$
$$57,1 \text{ qm}$$

$$57,1 : 12 = 4,75 \text{ kg} \qquad\qquad 57,1 : 15 = 3,8 \text{ kg}$$
$$\times\,75 \qquad\qquad\qquad\qquad\qquad \times\,1,60$$
$$3,56 \text{ ℳ} \qquad\qquad\qquad\qquad 6,08 \text{ ℳ}$$
$$9,64 \text{ ℳ}$$

14. **Geschäftslokal, 7 $\times$ 9 m, mit Ladentisch**

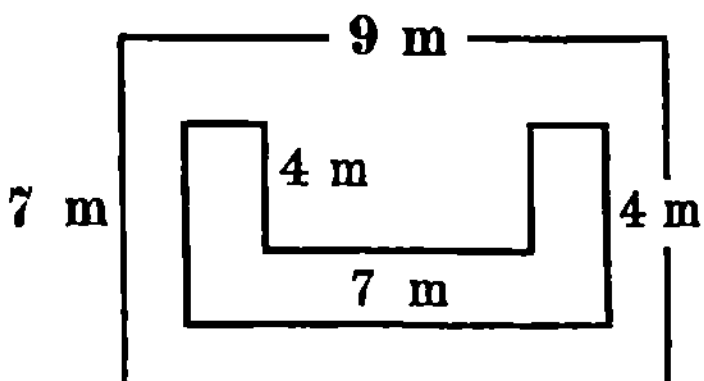

Maße: Ladentisch 7 m lang, 2 Flügel je 4 m lang, alles 80 cm breit. Menge und Preisbedingungen aus voriger Aufgabe.

15. **Laden, Quadratform, 8,5 m lang.** Abzurechnen ein Quadrat von 4 $\times$ 4 m. Desgl. Ladentisch: 2 Flügel, 1 m brt., 5,6 m lg., 1 m brt. 4 m lg. Sonst gleiche Bedingungen wie vorher. Wieviel kostet das Streichmaterial?

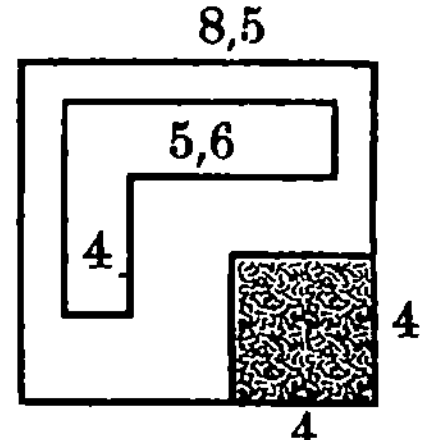

16. **Eine Hausfront** ist mit **Firnis** zu streichen. Bedingungen: 70 $\times$ 38 m groß, **abzurechnen** 5 Stock zu je 14 Fenster, sowie eine Tür. Fenstergröße: 1,8 $\times$ 2,5 m, Türgröße: 5,5 $\times$ 3,8 m. 20 qm erfordern 1 kg Firnis zu 0,91 $\mathcal{M}$. Wie teuer ist das Material?

17. **Eine andere Fassade.** 56 $\times$ 66 m. Abzüglich 6 Reihen Fenster zu 8 Stück, Größe 1,6 $\times$ 2,1 m, Tür: 4,1 $\times$ 3,9. 12 qm = 1 kg Oel, das kg zu 90 δ. Die gleiche Frage?

18. **Desgl.** 30 $\times$ 40 m hoch. 5 Stock zu je 16 Fenster, 3 $\times$ 2 m groß, eine Tür 9 $\times$ 4 m. 20 qm = 1 kg Firnis zu 91 δ. Dieselbe Frage wie aus vorigen Aufgaben?

19. Die Wand eines Saales soll in einer Höhe von 1,7 m mit Oelfarbe gestrichen werden. Der Saal hat vier Fenster, welche 1,8 m breit, 2,2 m hoch sind und zur Hälfte in die zu streichende Fläche hineinragen; außerdem eine Tür 1,5 m $\times$ 1,8 m. 14 qm erfordern 1 kg Farbe zu 0,95 $\mathcal{M}$. Der Saal ist 17 m lang, 11,2 m breit. Wie hoch stellt sich im Preis der Anstrich?

Lösung:

$$17 \times 1{,}7 \text{ m} = 28{,}9 \qquad 11{,}2 \text{ m} \times 1{,}7 = 19{,}04$$
$$\underline{\times\ 2} \qquad\qquad\qquad \underline{\times\ 2}$$
$$57{,}8 \qquad\qquad\qquad\quad 38{,}08$$

$$57{,}8$$
$$+\ \underline{38{,}08}$$
$$95{,}88 \text{ qm}$$

Abzurechnen: a) Fenster $1{,}8 \times 2{,}2 = 3{,}96 \times 4 = 15{,}84$ davon die Hälfte, die in die zu streichende Fläche hineinragt $= 7{,}92$,

b) Tür $1{,}5 \times 1{,}8 = \underline{2{,}70}$
$$10{,}62$$

$$95{,}88$$
$$-\ \underline{10{,}62}$$
$$85{,}26 \text{ qm}$$

$14 \text{ qm} = 1 \text{ kg Farbe}$
$85{,}26 \text{ qm} : 14 = 6{,}09 \text{ kg}$
$$\underline{\times\ 95}$$
$$578{,}5 \text{ ₰} = 5{,}78 \text{ ℳ.}$$

20. Ein Tanzsaal, 17 m $\times$ 14,4 m groß, soll **gebohnert** werden. 18 qm erfordern 650 g **Bohnermasse,** das kg zu 80 ₰. Wie teuer stellt sich das Material?

Lösung:

$17 \times 14{,}4 = 244{,}8$ qm, 18 qm $= 650$ g, 244,8 qm sovielmal 650 g, als 18 in 244,8 qm enthalten ist.

Bruchstrich: $\rightarrow 650$ g $?\ 244{,}8$ qm
$\rightarrow 18$ qm $= 8840$ g

gekürzt:

$$325$$
$$\cancel{650} \qquad\qquad 244{,}8$$
$$\cancel{18}$$
$$9$$

$$= 8840 \text{ g} \times \text{Preis} = 7{,}07 \text{ ℳ}$$

21. Desgl. Maße: $28{,}7 \times 19{,}4$ m, Preis 65 ₰ das kg Bohnermasse. 18 qm $= 650$ g Bohnermasse.

22. Desgl. Maße: $23{,}4 \times 15{,}4$ m, 20 qm $= 800$ g Bohnermasse, das Kilo zu 80 ₰.

23. Eine Hausfront, 65×32 m, 5 Stock zu 13 Fenster, $1{,}3 \times 1{,}9$ m groß, 1 Tür $6{,}8 \times 4{,}1$ m. 18 qm erfordern 1 kg Farbe, kg 1,05 ℳ. Preis?

24. Desgl. 45×36 m, 5 Stock zu 10 Fenster, $1{,}1 \times 1{,}8$ m,

Tür 3,8 $\times$ 4,2 m.   18 qm = 1 kg Farbe zu 88 ₰. Die gleiche Frage!

25. **Ein Zimmer,** 8 $\times$ 3 m groß, Paneelhöhe 2,5 m. 3 Fenster halb ins Paneel ragend, 2,5 $\times$ 1,5 m groß, eine Tür 2,5 $\times$ 1,5 m. **Das Paneel** soll mit Farbe zu 1,40 ℳ und mit Lack 1,80 ℳ pro kg gestrichen werden. 12 qm = 1 kg Farbe. 15 qm = 1 kg Lack. Preis des Anstrichs?

26. Ein **Wandgemälde** ist mit **Mattlack** zu überziehen. Größe: 5,8 m $\times$ 3,9 m.   12 qm = 1 kg Lack, pro kg 6,40 ℳ. Wie teuer ist der erforderliche Lack?

27. **Vier Säulen** sollen mit **Delfarbe** gestrichen werden. Maße: 3,4 m breit, 2,7 m tief, 8 m hoch. 12 qm = 1 kg Farbe zu 95 ₰. Die oberen u. unteren Flächen sind abzurechnen.

28. **Zwölf Säulen.** Davon je vier Säulen folgende Maße:

$$1,7 \text{ m} \quad 0,7 \text{ m} \quad 9,0 \text{ m}$$
$$1,8 \text{ „} \quad 0,8 \text{ „} \quad 9,0 \text{ „}$$
$$0,9 \text{ „} \quad 0,4 \text{ „} \quad 9,0 \text{ „}$$

20 qm = 1 kg zu 65 ₰. Wie teuer ist das Material z. Anstrich?

29. **Zwölf Säulen.** Maße für alle: 2,4, 3,1, 8 m. 12 qm = 1 kg Farbe zu 85 ₰.

30. **Vierzehn Säulen.** Maße:

4 Stck.	2,4 m	3,2 m	8 m	
8 „	4,1 „	3,2 „	8 „	20 qm = 1 kg Farbe
2 „	1,8 „	1,8 „	8 „	kg zu 95 ₰.

Lösung:

2,4	3,2	4,1	3,2	1,8	18
$\times$ 8	$\times$ 8	$\times$ 8	$\times$ 8	$\times$ 8	$\times$ 8
19,2	25,6	32,8	25,6	14,4	14,4
19,2	25,6	32,8	25,6	14,4	14,4
38,4	51,2	65,6	51,2	28,8	28,8

89,6 qm $\times$ 4 + 116,8 qm $\times$ 8 + 57,6 $\times$ 2 = 1408 qm

1480 qm : 20 = 70,4 kg Farbe $\times$ 95 = **66,88 ℳ.**

31. **6 Säulen.** Maße: 4 Stck. = 14, 6, 4,5 m; 2 Stck. = 14, 4,2, 3,1 m. 12 qm = 1 kg Farbe zu 90 ₰. Wie teuer ist der Anstrich?

32. **Gummiunterlage,** 98 cm breitliegend. 1 m **dieser Breite** kostet 2,20 ℳ. Wieviel kostet ein Stück 60 $\times$ 60 cm.

$$98 \times 100 \text{ cm} = 220 \text{ ₰}$$
$$66 \times 60 \text{ „} \qquad ?$$

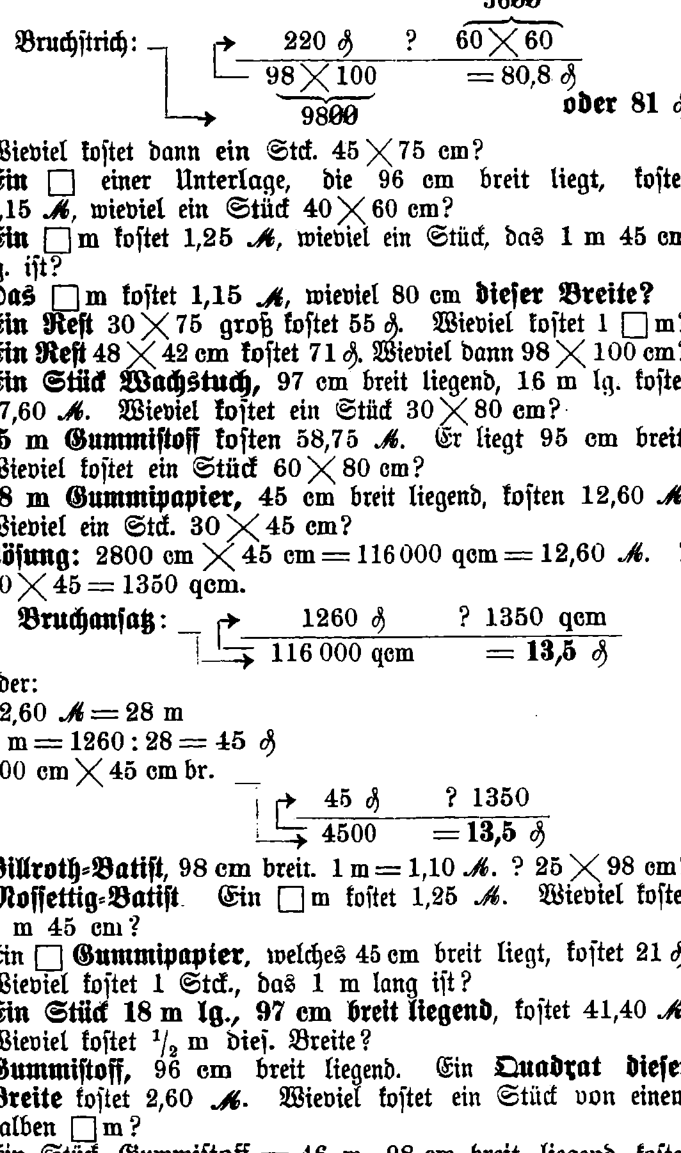

Bruchstrich:

$$\frac{220\ \text{₰}}{98 \times 100} \qquad ? \quad \frac{\overline{3600}}{60 \times 60} = 80,8\ \text{₰} \qquad \textbf{oder 81 ₰}$$

9800

33. Wieviel kostet dann ein Stck. 45 × 75 cm?
34. Ein ☐ einer Unterlage, die 96 cm breit liegt, kostet 2,15 ℳ, wieviel ein Stück 40 × 60 cm?
35. Ein ☐ m kostet 1,25 ℳ, wieviel ein Stück, das 1 m 45 cm lg. ist?
36. Das ☐ m kostet 1,15 ℳ, wieviel 80 cm dieser **Breite?**
37. Ein Rest 30 × 75 groß kostet 55 ₰. Wieviel kostet 1 ☐ m?
38. Ein Rest 48 × 42 cm kostet 71 ₰. Wieviel dann 98 × 100 cm?
39. **Ein Stück Wachstuch,** 97 cm breit liegend, 16 m lg. kostet 37,60 ℳ. Wieviel kostet ein Stück 30 × 80 cm?
40. **25 m Gummistoff** kosten 58,75 ℳ. Er liegt 95 cm breit. Wieviel kostet ein Stück 60 × 80 cm?
41. **28 m Gummipapier,** 45 cm breit liegend, kosten 12,60 ℳ. Wieviel ein Stck. 30 × 45 cm?
Lösung: 2800 cm × 45 cm = 116 000 qcm = 12,60 ℳ. ? 30 × 45 = 1350 qcm.

Bruchansatz:
$$\frac{1260\ \text{₰}}{116\,000\ \text{qcm}} \qquad \frac{?\ 1350\ \text{qcm}}{= \textbf{13,5 ₰}}$$

oder:
12,60 ℳ = 28 m
1 m = 1260 : 28 = 45 ₰
100 cm × 45 cm br.

$$\frac{45\ \text{₰}}{4500} \qquad \frac{?\ 1350}{= \textbf{13,5 ₰}}$$

42. **Billroth-Batist,** 98 cm breit. 1 m = 1,10 ℳ. ? 25 × 98 cm?
43. **Mossettig-Batist.** Ein ☐ m kostet 1,25 ℳ. Wieviel kostet 1 m 45 cm?
44. Ein ☐ **Gummipapier,** welches 45 cm breit liegt, kostet 21 ₰. Wieviel kostet 1 Stck., das 1 m lang ist?
45. **Ein Stück 18 m lg., 97 cm breit liegend,** kostet 41,40 ℳ. Wieviel kostet ½ m dies. Breite?
46. **Gummistoff,** 96 cm breit liegend. Ein **Quadrat dieser Breite** kostet 2,60 ℳ. Wieviel kostet ein Stück von einem halben ☐ m?
47. Ein Stück **Gummistoff** = 46 m, 98 cm breit liegend kostet 119,60 ℳ. Wieviel kostet ein Stück 40 × 65 cm?

48. **Fläche:** 96 $\times$ 48 m. 12 qm $=$ 1 kg Farbe.
Vorschrift u. Preise:

     Zinkweiß   21 Teile, kg 0,70 ℳ
     Terpentinöl 8   „   „ 0,90 „
     Firnis   39   „   „ 0,85 „
     Braun   4   „   „ 0,20 „

Wie teuer stellt sich das Material zum Anstrich?
Zylinderoberfläche (Mantel), Formel: **D** (**Durchmesser**) $\times \pi$ $\times$ **H.**

49. **Ein zylinderfömiges Gefäß** soll inwendig gestrichen werden. Die Innenmaße sind: D 0,90 m, H 1,4 m. 1 kg Mennig= farbe kostet 90 ₰, man kann damit 3,6 qm streichen. Wie teuer ist der Anstrich?

    Lösung: 0,9 $\times$ 3,14 $=$ 2,826 $\times$ 1,4 $=$ 3,9564
          3,9 : 3,6 $=$ 1,08 kg $\times$ 90 ₰ $=$ **97,2 ₰.**

50. **Ein zylinderförmiger Eisenbehälter** soll mit Mennigfarbe, das kg 1,15 ℳ, gestrichen werden. 3,15 qm erfordern 1 kg Farbe. Die Maße sind: Durchmesser 1,28 m, Höhe 3,4 m. Wieviel kostet der Anstrich?

51. Bestimme den **Flächeninhalt** folgender Zylinder:
    D 60 cm Höhe 4 m   D 0,8 cm Höhe 6,5 m
    D 72 „   „ 4,6 „   D 45 „   „ 5,6 „
           D 46 m Höhe 11,0 m

52. Sechs eiserne zylinderförmige Kanalisationsröhren sollen mit Mennigfarbe gestrichen werden, das kg 80 ₰. 1 qm erfordert 3,4 kg Farbe. Die Maße sind: D 0,68 m, Länge 7 m. Wieviel kostet der Anstrich?

53. **Ein Säulengang** hat 16 zylinderförmige Säulen. Letztere sollen mit Oelfarbe, das kg zu 0,80 ℳ gestrichen werden. 12 qm erfordern 1 kg Farbe. Wie hoch ist der Preis, wenn die Maße der Säulen: **Umfang** 157 cm, Höhe: 5,6 m sind?

    Lösung: Umfg. 1,57 m $\times$ 5,6 $=$ 8,792 qm
             16 Säulen $\times$ 16
                    140,67 qm

      140,67 : 12 $=$ 11,72 kg
               $\times$ 80
          937,60 $=$ **9,37 ℳ.**

54. **Boden u. Innenfläche** eines zylinderförmigen Gefäßes sind zu streichen. 4,6 qm erfordern 1 kg Farbe, das kg zu 1,05 ℳ.

Die Innenmaße sind: D 1,7 m, Höhe 320 cm. Wie teuer ist der Anstrich?

Lösung:

a) Boden = Kreisfläche $r^2 \times \pi$, also:

$$0,85 \times 0,85 = 0,7225 \times 3,14 = 2,268 \text{ m}$$

b) **Innenmantel** $D \times \pi \times H$, also:

$$1,7 \times 3,14 = 5,338 \times 3,2 = 17,08 \text{ qm}$$

$$
\begin{array}{l}
17,08 \text{ qm} \\
\underline{+\ 2,26\ \ \prime\prime} \\
19,34 \text{ qm}
\end{array}
\qquad
\begin{array}{l}
19,34 \text{ qm} : 4,6 = 4,2 \text{ kg} \\
\underline{\times 1,05\ \mathit{M}} \\
4,41\ \mathit{M}
\end{array}
$$

55. **Derselbe Vorgang** mit gleicher Frage. Maße: D 2,4, H 4,7 m. 5,7 qm = 1 kg Farbe zu 1,30 M.

Rauminhaltsberechnungen.

Jeder Raum ist zu berechnen nach der Grundregel:

$$G \times H,\ \text{d. h. Grundfläche} \times \text{Höhe.}$$

Bei den aus der Praxis angewandten Aufgaben prüfe man, wonach gefragt wird, **Raum** oder **Fläche**.

Die Kubikinhaltsermittlung des Zylinders beruht auf gleichem Prinzip der Grundregel, nämlich $G \times H$. Da beim Zylinder die Grundfläche eine **Kreisfläche** bildet, so ist zunächst deren Flächeninhalt festzustellen. Formel: $r^2 \times \pi$ d. h. den Radius (Halbmesser) mit **sich selbst** (nicht mit 2) und mit 3,14 (π) multiplizieren.

Beispiel: Radius 28 cm. Wie groß ist die Kreisfläche. Also: $28 \times 28 \times 3,14 = ?$

Ein Zylinder mit dieser Grundfläche und 1,20 m Höhe hat demnach einen Rauminhalt von

$$28 \times 28 \times 3,14 \times 120 = ?$$

Das Ergebnis sind ccm, welche durch Abstreichen von 3 Stellen von **rechts** nach **links** in 1 ausgedrückt werden können!

1. **Ein Gefäß,** Brt. 46 cm, Höhe 1,15 m, Länge (ob. Tiefe) 0,51 m. Wieviel Rauminhalt?

Lösung: Grdfl. $\times$ Höhe. Gleiche Faktoren!

Daher: 46 cm $\times$ 51 cm $\Big\}$ = 2346 qcm
[nicht 46 $\times$ 0,51]

Grdfl. 2346 qcm $\times$ 115 cm $\Big\}$ = 269 790 ccm
[nicht 2346 $\times$ 1,15]

1000 ccm = 1 l

269 790 „ = 269,790 l, abgerundet **269,8 l.**

2. **Ein Behälter,** 1,19 m, 111 cm, 1,09 m. Wieviel cbm Rauminhalt?
Lösung:
Gleiche Faktoren schaffen, also
$$1,19 \text{ m} \times 1,11 \text{ m} = 1,3209 \text{ qm}$$
$$1,3209 \times 1,09 = 1,439\,781 \text{ cbm, abgerundet } 1,44 \text{ cbm.}$$

3. Wieviel **Liter** sind 1,439 781 cbm?
Lösung: Ein cbm ist 100 cm lg., 100 brt., 100 tief.
$$100 \times 100 \times 100 = 1\,000\,000 \text{ cbcm}$$
$$1,439\,781 \text{ cbm} = 1\,439\,781 \text{ ccm, davon } 3 \text{ Stellen}$$
kürzen = abgerundet: **1439,8 l.**

Berechne den Rauminhalt folgender Gefäße:

4. **Gefäß,** 1,2, 0,8, 1,8 m. ? l.
5. **Gefäß,** 1,4 m, 50 cm, 0,40 m. ? cbcm.
6. **Desgl.,** 1,01 m, 44 cm, 0,86 m. ? l.
7. **Aquarium,** 114 cm, 1 m, 0,98 m. Es soll zu $^3/_4$ mit Wasser gefüllt werden. ? l.
8. 20 leere Kanister sollen mit Benzin [0,710] $^5/_6$ voll gefüllt werden. Die Kanister haben folgende Maße: 26 cm, 23 cm, 28 cm. Wieviel Benzin geht hinein?
9. **6 Glasbehälter zur Elementfüllung,** sollen mit Induktions= flüssigkeit [spez. Gew. 1,430] zur **Hälfte** gefüllt werden. Maße: 15, 20, 25 cm. Wieviel **kg** gehen hinein?
Lösung:
$$15 \times 25 \times 20 = 7500 \text{ ccm} \times 6 = 45\,000.$$
$$45\,000 \text{ ccm} : 2 = 22\,500 \text{ ccm} = 22,5 \text{ l.}$$
$$1 \text{ l wiegt } 1,430 \text{ kg, } 22,5 \text{ l} = \mathbf{32{,}175 \text{ kg.}}$$

10. **Zwölf Glasbehälter** ($^1/_2$ voll), 16, 22, 10 cm, Ind.=Flüss. [1,380]. Wieviel **kg** davon gehen hinein?
11. **Zwölf Glasbehälter,** 8, 9, 12 cm ($^1/_2$ voll), gleiche Be= dingungen. Wieviel **kg** Flüssigkeit?
12. **Ein Bassin zum Photoplattenentwickeln** hat folgende Maße: 1,04 m lg., 100 cm tief, 70 cm breit und soll bis zu einer Tiefe von 65 cm gefüllt werden. Wieviel **kg** Entwickler [spez. Gew. 1,180] geht hinein?
13. **22 Gefäße,** $^1/_2$ voll, mit Elementfüllung [1,310] nehmen wieviel davon auf, wenn ihre Maße sind: 12, 20, 18 cm?
14. **10 solcher Gefäße,** Elementfüllung [1,320]. Folgende Maße: 19, 22, 31 cm. Die gleiche Frage?
15. **22 Behälter,** Elementflüssigkeit [1,310]. Maße: 24, 10, 14 cm, $^3/_4$ voll zu füllen. Die gleiche Frage?
16. **Der gleiche Vorgang aus Nr. 12.** Maße: 115 cm breit,

65 cm lang, 1 m tief. Der Behälter ist in einer Tiefe von 75 cm mit Flüssigkeit [spez. Gew. 1,210] zu füllen. Wieviel geht hinein?

17. **Ein Krankensaal**, 19 m lang, 17 m breit, 7 m hoch, soll mit Formaldehyd **desinfiziert** werden. Ein cbm Raum erfordert 15 g. Das kg kostet 1,15 ℳ. Wieviel kostet das erforderliche Formaldehyd?

Lösung: $19 \times 17 \times 7 = 2261$ cbm, 1 cbm $= 15$ g
$$2261 \text{ cbm} \times 15 \text{ g} = 33\,915 \text{ g oder } 33,9 \text{ kg} \times 115 \text{ ₰}$$
$$= 39,01 \text{ ℳ}.$$

18. Berechne die Desinfektionskosten für die in folgenden Aufgaben angegebenen Räume und Bedingungen:

4 m,	7 m,	5 m,	1 cbm $= 15$ g,	Form.		kg	95	₰
14 „	12 „	7 „	„	„	„	„	1,15	ℳ
5 „	10 „	8 „	„	„	„	„	1,15	„
9 „	7 „	6 „	„	„	„	„	1,15	„
17 „	7 „	9,5 „	„	„	„	„	1,10	„
27 „	17 „	9 „	„	„	„	„	1,10	„
11,5 „	9,1 „	5,4 „	„	„	„	„	0,95	„
17,8 „	6,5 „	16,4 „	„	„	„	„	1,15	„
19,8 „	17,6 „	9,8 „	„	„	„	„	1,15	„
7 „	19,8 „	12,2 „	„	„	„	„	1,15	„
17 „	9,5 „	7,5 „	„	„	„	„	1,10	„
12,8 „	19,4 „	6,7 „	„	„	„	„	0,95	„

19. **Ein Krankensaal**, $24,6$ m $\times 17,7$ m groß, 6 m hoch, soll mit **Formaldehyd** desinfiziert werden. 1 cbm Raum erfordert 20 g Formald., das kg zu 90 ₰ und 20 g Ammoniak, das kg 38 ₰. Abzurechnen ist der Raum, welchen ein Pfeiler, $0,70$ m $\times 0,60$ m $\times 6$ m Höhe, einnimmt. Zu berechnen sind ferner 4 Std. Arbeit zu 1,30 ℳ. Wie teuer ist die Desinfektion ohne Arbeitskosten?

20. Ein Krankensaal, welcher 26,8 m lang, 13,4 m breit, 10 m hoch ist, soll mit **Formalin** und nachfolgendem Gebrauch von Ammoniakdämpfen desinfiziert werden. 1 cbm Raum verlangt **je** 20 g **Formalin** zu 1,15 ℳ pro kg und 20,0 Liquor ammonii caustici, kg 34 ₰. Es sind 7 Std. Arbeit zu 1,40 ℳ anzusetzen. Der Raum, welchen Fenster und Türen einnehmen, muß hinzu-, der Raum des vorhandenen Pfeilers abgerechnet werden. 8 Fenster: 1,4 m breit, 2,1 hoch, 0,4 tief, 2 Türen, je 1,9 breit, 2,4 hoch, 0,3 m tief. Pfeiler: 0,7 $\times 0,8 \times 10,0$ m. Wie hoch ist der **Gesamtpeis** der Desinfektion?

Löfung: $26{,}8 \times 13{,}4 = 359{,}12 \times 10 =$ 3591,200 cbm

dazu: 8 Fenfterräume

$\quad 1{,}4 \times 2{,}1 = 2{,}94 \times 0{,}4 = 1{,}176 \times 8 =$ 9,408 „

2 Türen

$\quad 1{,}9 \times 2{,}4 = 4{,}56 \times 0{,}3 = 1{,}368 \times 2 =$ 2,736 „

ab 1 Pfeiler: 3603,44 cbm

$\quad 0{,}7 \times 0{,}8 \times 10 = \mathbf{5{,}6}$ cbm   — 5,60 „

                              3597,7 cbm

                                $\times$ 20

                           $= \overline{71954{,}0}$ g

   71,9 kg Formalin,   71,9 kg Ammoniak

   $\times 115$ $\times 34$

   $\overline{82{,}68}$ ℳ $\overline{24{,}44}$ ℳ   82,68 ℳ

                                      24,44 „

   7 Stunden zu 1,40 ℳ   9,80 „

              Gefamtkoften: $\overline{116{,}92}$ ℳ

21. Berechne den **Literinhalt** folgender Zylindergefäße:

a) D 0,60 m, H 120 cm   i) r   9 cm, H 0,72 m
b) r 23 cm, H 1,1 m   k) D 52 cm, H 1,18 m
c) D 54 cm, H 96 cm   l) r 19 cm, H 81 cm
d) r 20 cm, H 1,15 m   m) D 0,48 m, H 0,98 m
e) D 0,42 m, H 0,96 m   n) r 19 cm, H 81 cm
f) r 43 cm, H 130 cm   o) D 46 cm, H 0,90 m
g) r 0,31 m, H 0,96 m   p) r 28 cm, H 2 m
h) r 39 cm, H 1,4 m   q) r 38 cm, H 1,8 m
         r) D 0,42 m, H 112 cm.

22. Ein Eifenfaß, D 62 cm, Länge 110 cm, nimmt wieviel
a) **Leichtbenzin** [0,690], b) **Schwerbenzin** [0,725] auf?

23. Ein Spiritusbehälter in Zylinderform, D 52, Höhe 120 cm, ift $^3/_4$ voll Spiritus [0,835] gefüllt. Wieviel a) Liter, b) kg find darin enthalten?

24. Aus einem **Zylindergefäß,** r 34 cm, Höhe 76 cm, welches mit **Spiritus** [0,830] gefüllt war, find 50 **kg** entnommen worden. a) ? kg verbleiben?, b) ? l wurden entnommen?

Löfung:

a) $34 \times 34 = 1156 \times \pi = 3629{,}8$ qcm Kreisfläche
$\quad \times$ Höhe $= 76 = 275880$ ccm $= 275{,}8$ l.
$\qquad 1\,l = 830$ g $= [0{,}830$ kg]
$\quad 275\,l = 228{,}9$ kg **ab** 50 kg $= \mathbf{178{,}9}$ kg.

b) 50 kg wieviel l?   0,830 kg $= 1\,l$
$\quad 50$ kg $= 50 : 0{,}830,\; 50000 : 830 = \mathbf{60{,}2}$ l.

25. **Derselbe Vorgang,** Maße: r 24, Höhe 72 cm, Spiritus [0,835], ab **50 kg** Spiritus. Die gleichen Fragen.
26. Wieviel **kg** a) Wasser, b) Spiritus [0,835] nimmt das Gefäß aus Aufgabe **21 b** auf?
27. Das **Gefäß** aus Aufgabe 21 m nimmt **wieviel** kg auf an: a) Aqua, b) Benzin [0,710], c) Spiritus [0,835]?
28. **Berechne den kg=Inhalt** aus Aufgabe 21 e für: a) Wasser, b) Benzin [0,710], c) Spiritus [0,835].
29. Der unter Aufgabe 21 l angeführte Zylinder vermag wieviel **kg** Petroleum [0,915] aufzunehmen?

Prozentrechnung.

Pro Cent, abgeleitet von centum = 100, bedeutet: für Hundert. Das Prozentverhältnis ist ein zur Zahl 100 gegebenes Verhältnis!

6 pro Cent, geschrieben 6 %, bedeutet, daß die Grundbedingung 6 zu 100 in einen **Vergleich** gestellt werden soll mit einer dritten Zahl, welche die Frage darstellt.

Beispiel: 4 % von 300 ℳ =
         Bei 100 ℳ   4 ℳ
         „   300 „   ? „

Jede Prozentaufgabe ist also ein **Vergleich** zur Zahl 100, die als **Normal**zahl aller Kulturstaaten gilt.

Die Faktoren der Prozentrechnung tragen folgende Namen:
         9 % von 200 kg
     1. Prozentwert = 18
     2. Prozentsatz =   9
     3. Hauptwert = 200

Dazu tritt immer die Zahl 100 als indirekt gegebenes Verhältnis.

(Der Hauptwert wird auch noch Valuta, Kapitalwert oder Totalwert genannt.)

Gegeben sind immer 3 Faktoren an die sich die entsprechende Frage knüpft.

1. Aufsuchung des Prozentwertes.

Gegeben Prozentsatz und Hauptwert und die Zahl 100.
     Bei 100   x (Prozentsatz)
     „   x (Hauptwert)   wieviel?

Aufgabe: $14^3/_4\,\%$ von 720 kg

$$14^3/_4 = {}^{59}/_4$$

Also: Bei 100 kg $= {}^{59}/_4$ (Prozentsatz)

„ 720 „ ?

Bruchstrich: $\dfrac{59 \quad ? \quad 720}{100 \quad 4} = ?$

2. Aufsuchung des Prozentsatzes.

Gegeben Prozentwert u. Hauptwert.

Bei x (Hauptwert) x (Prozentwert)

„ 100 wieviel?

Aufgabe: 300 kg Brutto, 21 kg Tara ? %

Bei 300 21 $\dfrac{21 \quad ? \quad 100}{300} = 7\,\%$

„ 100 ?

3. Hauptwertermittelung.

Gegeben Prozentsatz und Prozentwert.

120 g Kupfervitriol ergeben wieviel 6 %ige Lösung.

6 g Vitriol $= 100$ Lösg. $\dfrac{100 \quad ? \quad 120}{6} = 2000$

120 „ „ ?

Wieviel Wasser ist also erforderlich? Also $2000 - 120 = 1880$ g.

Falls der **Prozentwert** vom **Hauptwert** nur einen geringen Betrag ausmacht, drückt man ihn im Tausendverhältnis aus $=$ pro mille, geschrieben, $^0/_{00}$.

Beispiel: 17000 Versicherungssumme $^3/_4\,^0/_{00}$ Prämie

d. h.: Bei 1000 $\mathcal{M}$ „ $^3/_4\,\mathcal{M}$ „

Bei $17000 = 17 \times {}^3/_4 = {}^{51}/_4 = \mathbf{12{,}75}\ \mathcal{M}$

Oder: 24 000 $\mathcal{M}$ Vers.-S. $\Big\}$ $?\ ^0/_{00}$

60 „ Prämie

Oder: 40 $\mathcal{M}$ Prämie $\Big\}$ $?$ Vers.-Summe?

$1^1/_4\,^0/_{00}$

1. **Folgende Lösungen** enthalten wieviel Chlorgold?

   a) 130 g 1 % c) 380 g 0,5 % e) 500 g 2,5 %

   b) 450 „ 6 % d) 100 „ $^1/_4$ % f) 50 „ 3 %

   g) 350 g 7,5 % h) 500 g 17,5 %

2. **Eine Krankenkasse mit 22 000 Mitgl.** hat jährl.

   4 % Lungenkranke,

   1,5 % Halskranke,

   5,5 % Nervenkranke,

   5 % andere Kranke.

Wieviel kranke Mitglieder waren vorhanden a) mit den **einzelnen** Krankheiten, b) im Ganzen?

3. **Derselbe Vorgang**, 166 000 Mitglieder
   $6^3/_4\,\%$, 0,5 %, 3,1 %, 15,65 %.
   Die gleichen Fragen aus voriger Aufgabe.

4. **1 Faß Kolophonium** 382 kg Brutto, ab 14 % für Tara, kostet pro kg 30 ₰. Wieviel beträgt der Preis des Fasses?

5. **1 Faß Kolophonium** wird mit 87 ℳ verkauft. Wir verdienen am Verkauf 15 %. Wie hoch ist a) der Einkf., b) der Gewinn?

6. **1 Faß Lithopone** 60 kg Brutto mit $8^1/_4$ kg Tara, Einkf. pro kg 27 ₰, kostet wieviel?

7. **Ein Barrel Fischtran**, 147 kg Brutto, 19 % Tara, kostet im Einkauf das kg 46 ₰. Das Faß wird mit 3,00 ℳ berechnet. Wieviel beträgt der Preis?

8. **Eine Sendung** von 10 Fässern Kolophon. wiegt brutto 480, 341, 381,5, 401,5, 377, 394, 381, 422, 396, 402 kg, die Tara beträgt 14 %. Einkf. das kg 34 ₰. Wie hoch ist der Gesamtpreis der Sendung?

9. Berechne:

3	% von	1800	ℳ	4	% von 720	kg
5	„ „	609	„	6	„ „	$33^1/_8$ „
7	„ „	7,2	m	$4^1/_2$	„ „	6,48 „
1	„ „	1556	„	1	„ „	7,5 „
4	„ „	6,25	g	$3^1/_3$	„ „	0,27 „
6	„ „	250	kg	$7^1/_2$	„ „	6,40 „
3	„ „	216	„	$4^1/_8$	„ „	333 ℳ
7	„ „	18,7	„	5	„ „	240 „
3,3	„ „	36	ℳ	8	„ „	2,50 „
2,5	„ „	64	„	$3^1/_8$	„ „	0,81 „
4,5	„ „	28	„	$7^1/_2$	„ „	108 m
12,5	„ „	0,16	kg	4,8	„ „	1,25 „
$7^7/_9$	„ „	1,80	„	$7^1/_7$	„ „	0,56 „
3,75	„ „	3,20	„	$7^1/_2$	„ „	$26^2/_8$ qm
3,3	„ „	0,6	„	$4^1/_2$	„ „	48 · „
$2^2/_9$	„ „	1,35	„	$5^1/_3$	„ „	5,25 „

10. **Das Brutto-Gew.** einer Ware ist
    a) 60 kg mit $6^1/_4$ % Tara
    b) 95 „ „ 5,6 % „
    c) 25,6 „ „ $15^5/_8$ % „
    d) 183,75 „ „ $6^6/_7$ % „
    Wieviel betragen die Tara- und Netto-Gewichte?

11. **Berechne:** a) 8 %, b) 12 %, c) 20 % von:
    900 kg, 93,75 ℳ, $81^1/_4$ m, 560 t, 6,25 g, $35^5/_{12}$ l, 325 qm, 31,25 kg, 93,75 ℳ, 48 000 m, 13,450 kg, $34^8/_8$ ₰.

12. **Strychninweizen** soll laut giftgesetzlicher Vorschrift höchstens 0,5 % ig sein. Wieviel Strychnin ist enthalten in folgenden Mengen Weizen:

14	g	9,5	g	7	g	82	g	11	g
9	kg	48	„	1,4	kg	31	„	1	„
0,8	„	17	kg	4	g	1,7	kg	9,5	„

13. **Liquor aluminii acetici 8 % ig.** Berechne die Menge von essigf. Aluminium bei folgenden **Flüssigkeits**mengen:
a) 7800 g, b) 16 kg, c) 1,2 kg, d) 580 g, e) 17,4 kg, f) 16 g, g) 54,8 kg, h) 62,1 kg, i) 54,1 kg.

14. **Eine Ladung Schwefelsäure, 10 Ballons,** hat folgende Brutto-Gewichte: 86,7, 95,1, 74,5, 69,8, 78,9, 69,4, 78,6, 81,4, 87,7, 78,9 kg. Es werden 18 % Tara abgerechnet. Das kg Säure kostet 11,4 ₰, der leere Ballon 1,50 ℳ. An Fracht und Spesen treten noch 6,80 ℳ hinzu. Wieviel kostet a) die ganze Sendung, b) ein Ballon im Durchschnitt?

15. Berechne die Prozentsätze der trockenen Ware von den auf Seite 30 aufgeführten Vegetabilien.

16. **Ein Gehilfengehalt** beträgt pro anno 1400 ℳ. Er erhält eine monatliche Zulage von 10 ℳ. Wieviel % sind das von seinem früheren Gehalt?

17. **Vier Handwerker** haben Ware geliefert

A für 1125 ℳ   ⎞ Sie erhalten nur 14 % ihrer Forderungen.
B „   69 „   ⎟ Wieviel a) erhält jeder?
C „ 341 „   ⎟   b) verliert jeder?
D „ 719 „   ⎠

18. **Eine Arzneirechnung** beträgt für Verbandstoffe 49 ℳ, Arzneien 270 ℳ. Für die Verbandstoffe werden 1¼ %, für die Arzneien 2½ % Rabatt gekürzt. Wieviel beträgt a) der Rabatt, b) die Auszahlung für beides.

19. **Ein Faß mit Benzin,** Brutto 680 kg, Tara 32 kg, verliert durch Verdunsten 4 % vom Netto-Gewicht. Wieviel beträgt das Brutto-Gewicht **nach** dem Verdunsten?

20. Jemand hat für a) 96, b) 148 ℳ **Saccharin** unversteuert über die Grenze geschafft und soll nun den 6 fachen Betrag Strafe zahlen. Wieviel beträgt 1. die Steuer?, 2. die Strafe?

21. **Eine Hypothek** in der Höhe von a) 6500 ℳ, b) 7200 ℳ, wird mit 6 % Dammno in Zahlung genommen. Wieviel wird für a und b ausgezahlt.

22. **Ein Faß Spiritus,** Brutto 300 kg, Tara 20 %, verliert an Gewicht 3,5 % durch Auslaufen des Netto-Inhalts. Wieviel wiegt das Faß nachträglich brutto?

23. **Desgl.** Brutto 240, Tara 4 kg. Vom Netto-Inhalt gehen 2 % verloren. Wieviel beträgt das **nachtägliche** Brutto-Gewicht?

24. Ein **Unternehmen mit 11 700** ℳ Passiva gerät in Konkurs. A erhält 5616 ℳ, B 4,5 % von der Gesamt-summe. C vergaß seine Forderung, die den Rest ausmacht, anzumelden, welche daher ausfällt. Wieviel % erhielt A, wieviel ℳ erhielt B und wieviel ℳ verlor C?

25. Ein **Einkommen** soll mit 94 ℳ pro Jahr versteuert werden. Die Staatssteuer beträgt 100 %, die Kommunalsteuer 185 % und die Kirchensteuer 5 %. Wieviel hat der Bürger pro **Quartal** zu zahlen?

26. Wieviel prozentig sind folgende Lösungen:
   a) 7500 g Karbolwasser, enthaltend 262,5 g Karbolsäure
   b) 5840 „ Kalilauge, „ 934,4 „ Aetzkali
   c) 35 kg Essig, „ 2100 „ Essigsäure
   d) 940 g Chlorgoldlösung „ 37,6 „ Chlorgold
   e) 7,5 kg Sublimatlösung „ 37,5 „ Quecksilbersubl.
   f) 45 „ Essigsäure, verdünnt „ 13,5 kg **reine** Essigf.
   g) 12,4 kg essigs. Tonerde „ 995 g essigs. Aluminium
   h) 840 g Wasserstoffsuperoxyd „ 10,08 g H_2O_2.

---

27. Welchen **Prozentsatz** enthalten folgende Lösungen:
   a) 740 g Lösung mit 6 g Chlorgold
   b) 9,440 kg Natronlauge mit 420 g Seifenstein
   c) 12 kg Karbolwasser mit 54 g Säure
   d) 16 kg Essig mit 1,12 kg Essigsäure
   e) 240 g Tonerde mit 6 g essigs. Aluminium.

28. Welchen Prozentsatz macht die **Tara** bei folgenden Gewichts-mengen aus

a)	90	kg Brutto	87	kg	Netto
b)	65	„ „	$63^{11}/_{25}$	„	„
c)	68,75	„ „	$65^{8}/_{4}$	„	„
d)	67,5	„ „	$63^{1}/_{2}$	„	„
e)	$46^{7}/_{8}$	„ „	$42^{8}/_{8}$	„	„
f)	187,2	„ „	$161^{1}/_{5}$	„	„
g)	60	„ „	$56^{1}/_{4}$	„	„
h)	95	„ „	89,68	„	„
i)	80	„ „	78	„	„
k)	75	„ „	72,4	„	„

29. Ermittele den Prozentsatz bei folgenden Beträgen:
    a) 31 500 ℳ Anlage 3780 ℳ Gewinn
    b)   „   „   „   6780   „   „
    c)   „   „   „   780   „ Verlust
    d)   „   „   „   2550   „   „
    e) 50 000   „   „   6400   „ Provision
    f) 75 000   „   „   4500   „   „
    g) 14 000   „   „   35   „ Courtage
    h)   787   „   „   47,22 ℳ Spesen
    i)   1750   „   „   96,25   „   „
    k)   395 kg Brutto   63,20 kg Tara

30. Wieviel beträgt der %₀₀=satz (pro Mille) bei folgenden Ver=
sicherungssummen und Prämien?
    1. 25 000 ℳ Summe 37,50 ℳ Prämie
    2. 19 000   „   „   71,25   „   „
    3.   6 000   „   „   4,50   „   „
    4. 16 000   „   „   20,00   „   „
    5. 75 000   „   „   37,50   „   „
    6. 47 000   „   „   188,0   „   „
    7. 32 000   „   „   144,0   „   „
    8. 21 000   „   „   50,4   „   „
    9. 12 000   „   „   19,2   „   „
   10. 30 000   „   „   10,0   „   „

31. Eine Sendung Schwämme, 10 kg, hat folgenden Sandgehalt:
    3,8 kg Zimoca   mit 320 g Sand.
    5,1   „ griechische   „ 405 „   „
    1,1   „ Levantiner „   56 „   „
Welcher Prozentsatz ist das von a) der einzelnen Sorte, b) im
Durchschnitt?

32. Desgl. 12 kg.
    7,4 kg Zimoca   mit 520 g Sand
    2,5   „ griechische   „   86 „   „
    2,1   „ Levantiner „   79 „   „
a u. b die gleichen Fragen aus voriger Aufgabe.

33. Desgl. 43 kg
    13,4 kg Zimoca   mit 1206 g Sand
    24,1   „ griechische „ 1687 „   „
    5,5   „ Levantiner „   275 „   „
a und b dieselben Fragen.

34. Desgl.   9,4 kg Zimoca   mit 846 g Sand
    6,7   „ griechische   „ 398 „   „
    1,9   „ Levantiner   „   72 „   „
a und b dieselben Fragen.

35. Eine Kiste mit 26,4 kg Brutto- und 4,6 kg Tara-Gewicht enthält je zur Hälfte des Netto-Gewichts Zimocka- und Levantiner-Schwämme. Nach Ausklopfen des Inhalts stellt sich ein Sandgehalt von 1940 g. heraus. Welcher Prozentsatz des Netto-Gewichtes ist das?

36. Ein Drogist hat an **Versicherungsprämie** zu zahlen pro Jahr für

a) Lebensversich. Vers.-Summe 15 000 ℳ, Prämie 480 ℳ
b) Unfallversich. „ „ 15 000 „ „ 60 „
c) Feuerversich. „ „ 24 000 „ „ 55,2 „

Welche %- bzw. %₀-Sätze kommen zur Anwendung?

37. Ein **Haus** im Werte von **120 000** ℳ ist belastet mit drei Hypotheken

1. 47 000 ℳ zu 4 %
2. 32 000 „ „ 4,5 „
3. 5 000 „ „ 6 „

An Ausgaben treten dazu jährlich 215 ℳ Steuern, 85 ℳ kleinere Unkosten, 680 ℳ Verwaltungs- und Reinigungsgelder. An Mietsgeldern werden 16 000 ℳ eingenommen. Mit wieviel % verzinst sich **das Geld des Inhabers?**

38. **Desgl.** Wert: **32 000** ℳ

1. Hypothek 8000 ℳ Kap., 360 ℳ Zinsen
2. „ 6000 „ „ 285 „ „
3. „ 6000 „ „ 300 „ „

Unkosten 180 ℳ, Mietsertrag 1800 ℳ. Mit welchem Prozentsatz sind a) die Hypotheken beliehen?, b) wie hoch verzinst sich das Geld des **Besitzers?**

39. Der **Rückstand** eines **Fasses Bleiweiß in Oel,** von dem das Brutto 172 kg wog, beträgt 14,5 kg, das **leere Faß** wiegt 17 kg. Wieviel % vom Netto-Inhalt gingen durch Eintrocknen verloren?

Lösung:

172 Brutto — 17 kg Tara = 155 kg Netto
An 155 kg = 14,5 kg Verlust
„ 100 „ = 9,3 %
Bruchstrich ⌐→ 1,45 an 100
└→ an 155 = 9,3 %.

40. **Desgl. Bleiweiß in Oel,** kg 0,56 ℳ, brutto 161 kg, Tara 12,5 %. Nach Entleerung wiegt das Faß samt dem anhaftenden eingetrockneten Rückstand 34 kg.

a) Wieviel % sind das an Verlust?
b) Welchen **Geldverlust** macht das aus?

41. **Desgl. Bleiweiß in Oel,** kg 64 ₰, brutto 144 kg, Tara 14 %. Es konnten jedoch nur 104 kg Bleiweiß daraus entnommen werden, da der Rest angetrocknet war.
a) Wieviel % gingen verloren?, b) Welcher Geldwert?

42. Wieviel % sind:

7 l	von	35 l	58	von	928 g	1	von	4	ℳ
14 kg	„	56 kg	3,8	„	15,2 kg	4	„	72	„
6 m	„	24 m	2,5	„	$15^5/_8$ l	5	„	357	„
9 ℳ	„	45 ℳ	3	„	30 m	2,8	„	18,66	„
13	„	130 „	25	„	100 cm	27	„	162	„
3	„	48 „	8	„	16 ℳ	9,5	„	380	„
2	„	64 „	11	„	44 km				

43. Berechne den Prozentsatz des Verlustes aus Aufgaben Nr. 14, 15, 16, 17 der Gesellschaftsrechnung!

44. **Ein Faß Frankfurter Schwarz,** brutto 182 kg mit 14 % Tara. Eintf. kg 11 ₰. Wir verkaufen das Faß mit 22,50 ℳ. ? % Verdienst?

45. **Ein Ballon,** 73 kg Brutto, 16 kg Tara, gefüllt mit Lauge, zu welcher 8,4 kg Seifenstein verwendet werden. a) ? %ig ist die Lauge? b) 60 l [1,320] 18 % Lauge enthalten wieviel Aetznatron?

46. **Sichelleim** wird Brutto für Netto gehandelt. 100 kg kosten 15,50 ℳ. Ein Faß wiegt brutto 72 kg. Nach Entleerung sind 13 kg Tara vorhanden.
a) Wieviel kostet uns 1 kg.
b) Wieviel % betrug der Verlust durch die Tara?

47. **Ein Grundstück** im Werte von 120 000 ℳ

	1. Hypothek	38 000	= 1710,00	ℳ Zinsen
	2. „	7 000	= 332,50	„ „
	3. „	56 000	= 2800,00	„ „

Wassersteuer 63 ℳ, Gebäudesteuer 122 ℳ, Reparaturen 472,50 ℳ. Mietsertrag 11 800 ℳ. Mit welchem Prozentsatz sind a) die Hypotheken beliehen?, b) wie hoch verzinst sich das Geld des Besitzers?

48. **Dasselbe Grundstück**

	1. Hypothek	24 500	ℳ mit	4 %
	2. „	11 000	„ „	4,5 „
	3. „	5 500	„ „	$4^3/_4$ „

Unkosten 300, 84 und 420 ℳ. Mietsertrag 5700 ℳ. Mit welchem Prozentsatz verzinst sich das Geld des Besitzers, wenn er 21 000 ℳ eigenes Geld daran beteiligt hat?

49. **Ein Drogengeschäft** hat einen Umsatz im Jahre von 26 780 ℳ bei 17 004 ℳ Warenverbrauch! Wieviel % beträgt a) der **Brutto-**, b) der Netto-Verdienst, wenn folgende Unkosten dazu treten: Miete 1800, Personal 1630, Steuern 31, Fernsprecher 180, Beleuchtung 240, Versicherungen 65, Porti usw. 25 ℳ.

50. Welche Abschreibungen vom Wert muß eine Fabrik für folgende Aktiva machen: Einrichtung $3^3/_4$ % von 12 500 ℳ, Wagen $6^1/_4$ % von 750 ℳ, Gespann 15 % von 590 ℳ, Gebäude $4^1/_4$ % von 35 000 ℳ.

Prozenthauptwert-Ermittlungen.

Hierbei sind stets Prozentsatz und Prozentwert gegeben, dazu indirekt die Zahl 100. Letztere stellt im **Prozentverhältnis** den Hauptwert dar.

Beispiel: Mit 46 g Karbolsäure kann man wieviel g 3%ige Karbollösung machen?

Lösung: 3 g Säure ergeben 3 ⎰ Säure ⎱ = 100 Lösung.
  + 97 ⎱ Wasser ⎰

$$3 \text{ g} = 100 \text{ g } \textbf{Lösung}$$
$$46 \text{ „} = \text{ ? „}$$

Bruchstrich: $\dfrac{= 100 \qquad 46}{3}$? 4600 : 3 = **1533** g

Also: 100 $\times$ **Prozentwert** : Prozentsatz = **Hauptwert**.

Da zu den 1533 g Karbollösung aber 46 g Säure genommen werden müssen, sind also 1533 g — 46 g = **1487** g Wasser nötig.

Bruchstrich: $\dfrac{= 97 \text{ g } \textbf{Wasser} \quad 46 \text{ Säure}}{3 \text{ g Säure}}$

$$= 97 \times 46 = 4462 : 3 = \textbf{1487} \text{ g } \textbf{Wasser.}$$

51. Wieviel 7%ige Lauge ergeben 4 kg Seifenstein?
$$7 \text{ kg Seifenstein} = 100 \text{ kg Lauge}$$
$$4 \text{ „} \qquad \text{„} = \text{ ?}$$
$$\frac{100 \qquad 4}{7} = \text{ ?}$$

52. Wir kaufen eine Ware mit 56 ℳ ein u. wollen 16 % am Verkauf verdienen. Wieviel beträgt der Verkauf? Bei 16 ℳ Verdienst ist der **Einkauf** 84 ℳ im Hundertverhältnis. Also:
$$84 \text{ ℳ Eink.} = 100 \text{ ℳ Verk.}$$
$$56 \text{ „} \qquad \text{„} = \text{ ?}$$
$$\frac{100 \qquad 56}{84} = \text{ ?}$$

53. Die Prämie von $2^1/_4$% beträgt bei einer Versicherung jährlich 16 ℳ. Auf welche Summe gilt die Prämie?

$$2{,}25 \text{ ℳ für } 100 \text{ ℳ Summe}$$
$$16 \quad „ \quad „ \quad ? \quad „ \quad „$$

54. Aus 9 g Chlorgold können wir ? g 4%ige Lösung machen? b) ? Wasser ist zu nehmen?

55. Berechne den **Hauptwert** für folgende Bedingungen:
 a) Bei 20 g Sublimat wieviel $^1/_2$%ige Lösung?
 b) „ 450 g Quecksilbermetall wieviel 20%ige Salbe?
 c) „ 15 g Chlorgold wieviel 8%ige Lösung?
 d) „ 6,5 kg reine Essigsäure wieviel 4%igen Essig?
 e) „ 320 g Karbolsäure wieviel 3,5%ige Lösung?
 f) „ 12 g Strychnin wieviel 0,5%igen Weizen?
 g) „ 5,60 ℳ Prämie $= {}^4/_5$%₀ wieviel Versicherungssumme?
 h) „ 624 g Alum. acetic. wieviel 8%ige Lösung?
 i) „ 18,6 kg Tara $= 14$% wieviel Brutto-Gewicht?
 k) „ 160 ℳ Zinsen zu $3^3/_4$% wieviel Kapital?

56. Eine **Luftart** in einem **Raum** mit **1205** cbm Luft enthält 65% Nitrogen., 30% Oxygen. und 5% H_2SO_3. Wieviel cbm von jeder Art?

57. Eine **Luftart** ist zusammengesetzt aus 790,5 cbm N, 102,3 cbm O, 37,2 cbm H_2SO_3. Wieviel % ist das von jeder Sorte?

58. **Zusammensetzung** in **1870 cbm** Luftraum

22% O.	Wieviel cbm?
916,3 cbm N.	„	% ?
3,4% H_2SO_3.	„	cbm?
52,36 cbm Co.	„	% ?
22,8% H_2O.	„	cbm?

59. Unter 54 000 Einwohnern einer Stadt sind: $89^1/_5$% evangelisch, $6^2/_3$% katholisch, 1800 Einw. jüdisch, der Rest Dissidenten. Wieviel a) **evang.**, b) **katholische** Einw., c) wieviel % **jüdische**, d) **Dissidenten**, e) wieviel % von letzteren sind vorhanden?

60. Die gleiche Aufgabe mit folgenden Zahlen: 72 000 Einw., **$83^1/_3$% evang., $13^3/_4$% kath., 1920 Juden, Rest Dissidenten.**

61. Eine Korbflasche (Estagnon) mit 40% Perhydrol wiegt brutto 12,5 kg, netto 3,5 kg. Ihr Inhalt soll zu 8%igen H_2O_2 verarbeitet werden. Wieviel
 a) Lösung 8%ig ergibt sich?
 b) Wieviel Wasserzusatz ist erforderlich?
 Lösung: Wir stellen zunächst fest, wieviel **reiner H_2O_2** in dem Netto-Inhalt vorhanden ist:

$$\begin{array}{r} 12,5 \\ -\ 3,5 \\ \hline 9,0 \end{array}$$ kg 40 % = **3,6 kg Purum**

3,6 kg ergeben wieviel Lösung von 8 % ?

8 pro Cent heißt: 8 kg reiner H_2O_2 befinden sich in 100 kg Lösung. Demnach lautet die Frage: 3,6 kg reiner H_2O_2 erfordert wieviel Lösung?

Bruchstrich: | 100 Lösung.   ? 3,6 Purum

| 8 Purum   = **45 kg Lösung** 8 %

Wir rechnen ab die: 9 „   40 %igen H_2O_2
und müssen daher noch: 36 „   **Wasser**
zusetzen.

62. 112 kg Brutto
    $\underline{18\ \text{„ Tara}}$

94 kg Netto 96 %ige Säure soll zu 24 %iger verdünnt werden.

Um soviel mal **stärker** die **vorhandene** Säure ist, um soviel **mal mehr Mischung** muß es werden.

Vorhanden: 96 %ige }
Gewünscht: 24   „   } 96 : 24 = 4 mal so stark.

Also müssen es 4 $\times$ 94 kg = 376 kg Mischung werden. Davon ab: die dazu verwendeten 94 kg 96 %ige Säure

= **282 kg Wasser.**

Oder: Um soviel mal **schwächer** die **gewünschte** Säure ist, **um soviel mal** mehr Mischung gibt es.

63. Aus: 14,2 kg }
         42 %   } Lösung ist 5 %ige herzustellen.

Wieviel Wasserzusatz ist notwendig.

Lösung:

14,2 · 42 = 5,964 Pur.

100 Lösung   5,964 Pur.

5 Pur.   = 119,2 kg Lösung 5 %
        ab: $\underline{14,2}$ „ 42 % Lösung
        105,0 kg Aqua.

64. Aus: **59 kg 8 %iger Lösung** ist 3 %ige herzustellen. Wieviel Wasser ist erforderlich.

65. Ein Ballon wiegt 67 kg Brutto, 13 kg Tara. Der Inhalt, 8 % essigsaure Tonerde, soll auf 3 % verdünnt werden. Wieviel Wasserzusatz ist notwendig?

Lösung:

$$\frac{\begin{array}{r}67\\-13\end{array}}{54}\times 8 = 4,32$$

$$\frac{100}{3} \quad \frac{4,32}{}$$

$$= 144 \ \text{kg} \ 3\%$$
$$-\ 54 \ \text{„} \ \ 8\%$$
$$= 90 \ \text{kg} \ \text{Aqua.}$$

66. Es sollen **700 g 6%ige** Chlorgoldlösung unter Verwendung von 280 g **vorhandener** 2%iger Lösung angefertigt werden. Wieviel Chlorgold und Wasser ist noch notwendig?

Lösung:

700 g 6% verlangen 42 g Chlorgold
In 280 „ 2% sind vorh. 5,6 „ „
daher noch 36,4 g „ **erforderlich.**

Vorhandene 280 g Lösung + 36,4 g Chlorgold
= 316,4 g. An 700 g fehlen also noch
383,6 „ Wasser
700,0 g Lösung.

67. **Desgl.** 500 g 9½%ige Lösung, zu verwerten 500 g 5,5%ige Lösung. Wieviel Chlorgold, wieviel Aqua?

68. **Desgl.** 370 g 16%ige Lösung, zu verwerten 120 g 40%ige Lösung. Die gleichen Fragen.

69. **Es sind anzufertigen:**

a) 72 kg 5%iger Essig aus 30%iger Säure. ? Essig ergibt es, ? Wasser ist erforderlich?

b) 4000 g ½%ige Sublimatlösung aus 7%iger Lösung. Wieviel 7%ige Lösung und wieviel Wasser?

c) 70 kg 9%iger H_2O_2 aus 30%igem Perhydrol. Wieviel Perhydrol ist erforderl., und wieviel 9% Lösung ergibt es?

d) 62 kg 8%ige Lösung aus 30%iger.

e) 220 g 12%ige aus 75%iger.

f) 780 g 6,5%ige aus 82%iger.

g) 460 kg 5¼%ige aus 30%iger.

h) 30 kg 6%ige aus 80%iger.

i) 380 kg 12%ige aus 60%iger.

k) 70 kg 9%ig aus 30%iger.

70. Aus **50%iger Essigsäure**, das kg 36 ₰, und Wasser sollen **76 kg 5½%iger Essig** gemacht werden. Wieviel **kostet** 1 kg Essig? (Wasser ist nicht zu berechnen).

Lösung:

76 kg 5,5%iger Essig verlangen 4,180 kg **reine Essig-**
säure. Die **vorhandene** 50%ige ist halb so stark, und

es ist daher das Doppelte = 8,360 kg $\times$ 36 ₰ erforderlich und 67,14 kg Wasser. Gesamtpreis für 76 kg 300,96 ₰, 1 kg = 4 ₰.

71. Es sind **240 kg Essig 6 % ig aus 80 % iger** Säure, zum Preise von 60 ₰ pro kg und Wasser herzustellen. Wie teuer stellt sich das kg fertiger Essig? (Wasser nicht berechnen.)

72. **Desgl. 460 kg $5^1/_4$ % iger Essig** aus 30 % iger Säure, das kg zu 42 ₰. Wieviel ist der Preis für 1 kg Essig?

73. Es sind 1100 g 8 % ige Chlorgoldlösung aus vorhandener 38 % iger herzustellen. Wieviel Wasser ist erforderlich?

74. Ein Ballon mit **Schwefelsäure, 96 % ig, Brutto** 87 kg, **Tara** 6 kg soll zu 26 % iger Säure verdünnt werden. Wieviel Wasser ist notwendig?

75. 15 l Wasser sind mit 6 l H_2SO_4, 96 % gemischt worden. Wieviel prozentig ist die Mischung? (Spez. Gew. 1,840.)
Lösung:
6 l Säure wiegen 6 $\times$ 1,840 = 11040 g
11 kg Säure $+$ 6 kg Wasser = 26 kg Mischung
11 kg Säure 96 % ig enthalten
11 $\times$ 96 = 1056 % **reine** 100 % ige Säure, verteilt auf 26 kg Mischung,
26 kg = 1056 Schwefelsäureprozente
 1 „ = 1056 : 26 = **40,6 %.**

76. Es sind herzustellen:
72 kg **verdünnte Schwefelsäure**, welche 36 % ist, unter Verwendung von vorhandenen 5 kg 96 % Säure. Wieviel
    a) fertiggestellte Säure wird es,
    b) Wasser, c) Säure 96 % ist noch erforderlich?
Lösung:
$$72 \times 36 = 2592 : 100 = 25,92 \text{ kg,}$$
denn:
$$\frac{\text{% = satz} \times \text{Hauptwert}}{: 100}$$

25,92 kg reine Säure (**100 %**) ist nötig!
$$\frac{100 \qquad 25,92}{96 \text{ Pur. } (100 \text{ %})} = 27 \text{ kg } 96 \text{ % ige Säure}$$

ab 5 „ vorhandene „
a) 22 kg 96 % ige „
b) $+$ 50 „ Aqua
c) 72 kg 36 % ige Säure.

77. Es sind **310 kg 4,5 % iger Essig** zu bereiten aus **30 % iger**

Säure und Wasser. Die Säure kostet das Kilo 26 $, das Wasser ist nicht zu berechnen. Wieviel kostet 1 Kilo Essig?

Lösung:

$$\frac{310 \cdot 4,5}{= 13,95} \ \Big\vert \ \frac{13,95 \times 100}{= 1395 : 30} = 46,5 \text{ kg} \quad 30\%\text{iger Säure}$$

$$46,5 \text{ kg} \quad 30\% \text{ Säure}$$
$$+\ 263,5 \ \text{„ Aqua}$$
$$\overline{300 \ \text{ kg} \ 4,5\%\text{iger Essig}}$$
$$46,5 \ \text{ kg} \times 26 \ \$$$
$$\overline{= 12,09 \ \mathit{M} = 300 \text{ kg}}$$
$$1 \text{ kg} = 12,09 \ \mathit{M} : 300 = 4 \ \$.$$

78. Die gleiche Aufgabe. Bedingungen:
260 kg 6%iger Essig aus 80%iger Säure, das Kilo 52 $.
? kostet das Kilo fertiger Essig?

79. Irrtümlich sind zusammengeschmolzen worden:

$$5 \text{ kg } 12 \ \%\text{ige} \ \Big\} \ \textbf{graue Quecksilbersalbe}$$
$$5 \ \text{„ } 33\tfrac{1}{3} \ \text{„}$$

Aus der vorhandenen Gesamtmischung soll durch Zusatz von Adeps 12%ige Salbe gefertigt werden. Wieviel Adeps ist notwendig? **Lösung:**

$$5 \text{ kg } 12 \ \%\text{ige enthalten:} \quad 600 \ \text{g Metall}$$
$$5 \ \text{„ } 33\tfrac{1}{3} \ \text{„} \qquad \text{„} \quad \underline{1665 \ \text{„}} \qquad \text{„}$$
$$\text{zusammen:} \ \overline{2265 \ \text{g}} \qquad \text{„}$$

12%ig heißt

$$12 \text{ g Metall sollen in } 100 \text{ g Salbe sein}$$
$$\frac{100 \text{ Ungt.} \qquad ? \ 2265 \text{ Metall}}{12 \text{ Metall}} \qquad = 18\,875 \text{ g Salbe}$$

Es sind also 18 875 g Salbe nötig, damit 2265 g Quecksilbermetall darin enthalten ist.

Wir müssen demnach noch 18 875

$$\frac{-\ 10 \qquad \text{kg vorhand. Salbe}}{= 8\,875 \text{ g Adeps zusetzen.}}$$

Prozentrechnung im und aufs Hundert.

In manchen Aufgaben wird der Hauptwert, der mit dem Prozentverhältnis verglichen werden soll, schon als **vermehrter Wert** gegeben. Man muß dann bei der Lösung der Aufgabe **logischerweise** auch die **vermehrte Normalzahl** benutzen. Sie besteht aus 100 + %satz.

Beispiel: Eine Ware, **einbegriffen** (inklusive) 6% Spesen kostet 126 M. Wieviel M sind die Spesen?

Normalzahl: 100 + %=ſatz (= 6) = 106.

Löſung:
106 ℳ für **Ware mit Speſen** verurſachen 6 ℳ Speſen
126 „   „   „   „   „   „   ? „   „

Bruchſtrich:

$$100 \;\big|\; \text{Ware} \qquad 126 \,\big|\!\times 100 : 106 = \text{Ware}$$
$$6 \;\big|\; \text{Speſen} \qquad\quad\;\;\big|\!\times\; 6 : 106 = \text{Speſen}$$
$$106$$

80. Eine Rechnung **inkluſive** 12%iger Proviſion beträgt 42 ℳ. Wieviel beträgt die Rechnung a) ohne Proviſion, b) die Proviſion?

81. Der **Jahresumſatz** eines Geſchäfts betrug 19 800 ℳ, einſchließlich 8% Erhöhung. Wieviel betrug er a) früher, b) wieviel ℳ betrug die Erhöhung?

82. Die Einwohnerzahl einer Stadt, die eine Vermehrung von 28% erfahren hat, beträgt 712 000 Einwohner. Wieviel macht a) die Vermehrung aus, b) wie war die frühere Einwohnerzahl?

83. Ein Faß Benzin koſtet mit den 7%igen Speſen 49,50 ℳ. Wieviel betragen die Speſen?

84. Berechne die Proviſion und den Geſamtbetrag bei folgenden Rechnungsbeträgen:

    a) 126 ℳ Rechnung inkluſive 8% Proviſ.
    b) 1240 „   „   „   18% „
    c) 972 „   „   „   14% „
    d) 1200 „   „   „ $16\tfrac{2}{3}\%$ „
    e)   84 „   „   „ $12\tfrac{1}{2}\%$ „

85. Die Bevölkerung einer Stadt iſt in $3\tfrac{3}{4}$ Jahren auf **43 500** [b) 24 500] Einw. **angewachſen.** Die **jährliche** Zunahme betrug $5\tfrac{5}{9}\%$ [b) $5\tfrac{5}{7}\%$] von der urſprüngl. Bevölkerungszahl. a) Wie groß war dieſe früher? b) Wie groß die Zunahme?

86. Es wurde für 1872,— ℳ Ware verkauft, in dieſem Betrage liegen 12% Proviſion. ? a) iſt die Prov., b) der reine Warenbetrag?

87. 400 ℳ Verkaufspreis inkl. 6% Verdienſt bedingen welchen Einkaufspreis?

88. 340,08 ℳ mit 9% einbegriffenem Nutzen machen welchen Einkaufspreis aus?

89. 165,00 ℳ mit 6% eingerechneten Speſen bedingen wieviel ℳ Speſen?

Der Prozentsatz im Hundert.

Der Hauptwert einer Prozentaufgabe kann unter besonderen Verhältnissen auch als **verminderter** Hauptwert gegeben werden. **Beispiel:**

Der Umsatz in einem Geschäft beträgt 11 040 ℳ. Gegen den **früheren** Umsatz bedeutet diese Zahl einen Rückgang (Verlust) von 8 %. Wieviel Geldverlust und wieviel **früherer** Umsatz ist das?

Lösung:

Der Hauptwert stellt eine Verminderung gegen frühere Verhältnisse dar, und zwar bedeutet es für das Hundertverhältnis, daß jede **jetzt** vorhandenen 92 ℳ Umsatz früher 100 ℳ waren, also einen Verlust von 8 ℳ brachten. Also logischerweise:

$$92 \text{ ℳ jetziger Umsatz} =$$
$$8 \text{ „ Verlust, aber } 100 \text{ ℳ früherer Umsatz}$$
$$11\,040 \text{ „ jetziger Umsatz wieviel?}$$

Bruchstrich — 100 früher
$$= 8 \text{ Verlust} \qquad 11\,040 \text{ ℳ jetzt ?}$$
$$\overline{\qquad\qquad 92 \text{ ℳ jetzt} \qquad\qquad} = ?$$

$$100 \times 11040 : 92 = \mathbf{12\,000 \text{ ℳ früherer Ums.}}$$
$$8 \times 11040 : 92 = \qquad 960 \text{ „ Verlust.}$$

90. **Ein Faß enthält 396 kg Tran;** es sind 12 % Tara vorhanden. Wieviel kg beträgt a) die Tara, b) das BruttoGewicht? **12 % Tara heißt 88 kg Netto!**

88 Netto = { 12 Tara   396 kg Netto wieviel?
{ 100 Brutto   = 450 kg Brutto.

Gegenprobe:

450 kg Brutto, davon 12 % = 396 kg Netto.

91. Berechne folgende **BruttoGewichte!**

a) 220   kg Netto Oder, 28   % Tara
b) 198   „   „ Lithopon, 8¼ „   „
c) 144   „   „ Oel, 40   „   „
d) 85,20 „   „   „ 40   „   „
e) 108   „   „   „ 20   „   „
f) 281,6 „   „   „ 12   „   „

92. Berechne die **Verlust-** u. **Verkaufspreise** bei folgenden Warenbeträgen:

a)   83,70 ℳ mit   7 % Verlust
b) 144,40 „   „   5 „   „
c) 167,20 „   „ 12 „   „

d) 300,20 ℳ mit 21% Verlust
e)   56   „   „   12 ¹/₂% „
f) 191,50 „   „   4 ³/₄ „ „

93. **1 Faß Kreide, Netto** 340 kg, die Tara beträgt 9%. Wie=
viel war Brutto und Tara, in kg ausgedrückt, vorhanden?
Lösung:
   9% Tara heißt bei 100 kg **Brutto** = 9 kg **Tara**.
   Es verbleiben also für das Hundertverhältnis
         100 — 9 = 91 kg **Netto**
      91 kg **Netto** = 9 kg Tara
      340 „ **Netto** ?

$$= \frac{9 \text{ Tara} \quad ? \; 340 \text{ Netto}}{91 \text{ Netto}} = \frac{100 \text{ Brutto} \quad 340 \text{ Netto } ?}{91 \text{ Netto}}$$

Zinsrechnung.

Sie basiert auf der Prozentrechnung. Ihr Name „Zins" ist
abgeleitet vom lateinischen Wort census = Abgabe. Unter Zinsen
versteht man Gebühren, die für Benutzung fremden Kapitals zu
zahlen sind. Abhängig sind sie von drei Umständen, 1. der Höhe
des Kapitals, 2. vom Zinsfuß, 3. von der Zeit. Als zu be=
rechnender Zeitraum gilt die Dauer eines Jahres zu 360 Tagen
oder 12 Monaten gerechnet (pro anno oder per annum = fürs
Jahr). Wie bei der Prozentrechnung gilt auch hier als **Hauptwert**
das **Kapital**, als **Prozentsatz** der **Zinsfuß**, als Prozentwert die
Zinsen. Als neuer Faktor tritt neben der Zahl 100 auch die **Zeit**
hinzu. Man kann daher alle Zinsaufgaben als zusammengesetzte
Regeldetri auffassen und durch den Bruchstrich leicht lösen.
   Beispiel: Ein Kapital von 2000 ℳ zu 4% ausgeliehen
bringen in 4 Jahren ? Zinsen?
   Lösg.:   100 ℳ Kap. in 1 Jahr 4 ℳ
            20 hundert „   „ 4 „ ? „
          4 ℳ   ? 2000 in 4 Jhr.
       100 ℳ 1 Jhr.   = **320 ℳ**.
Beispiel für **Monatszinsen.**
      12 000 ℳ 3% 7 Mon. ? Zinsen?
      12 Monat = 1 Jahr Normalzeit
      100 ℳ Normalzahl
      12 × 100 = **1200** = Zinsdivisor!

Bruchstrich: → 3 ℳ ? 12 000 in 7 Mon.
→ 100 ℳ in 12 Mon. = **210 ℳ.**

Beispiel für Tageszinsen.

18 000 ℳ 6% 26 Tage ? Zinsen?
360 Tage = 1 Jahr Normalzeit
100 ℳ Normalzahl
$100 \times 360 = \mathbf{36\,000} =$ Zinsdivisor!

Bruchstrich: 6 ℳ ? 18 000 in 26 Tg.
→ 100 ℳ in 360 Tg. = **78 ℳ.**
36 000

Zur schnelleren Lösung der Aufgabe **kürze** man stets alle Zahlen. Vor allem **verschmelze** man **den Zinsfuß** mit dem **Zinsdivisor.** Also: 817 ℳ 6% 11 Tage

$$\frac{6 \qquad 817 \qquad 11}{\cancel{36\,000}} = 817 \times 11 : 6000$$
6 000

Das **Produkt** aus **Kapital** $\times$ **Zeit** heißt auch noch kurz **Zinszahl** (Zeichen #).

Ungekürzte Formel zur Aufsuchung der Zinsen

$$\frac{\text{Zinsfuß} \times \text{Kapital} \times \text{Zeit}}{\text{geteilt durch Zinsdivisor}}$$

Gekürzt: Wenn Zinsfuß mit Divisor verschmolzen ist:

$$\frac{\text{Zinszahl}}{\text{durch Zinsdiv.}} \quad \text{oder} \quad \frac{\#}{\text{Zdv. (gekürzt).}}$$

1. Berechne die Zinsen folgender Kapitalien und Zeiten:

Kapital	Zeit	Zinsfuß =%	Kapital	Zeit	Zinsfuß =%
a) 6 000 ℳ	5 Jhr.	3	a) 18 000 ℳ	60 Tg.	4
b) 14 300 „	1 „	5	b) 12 000 „	77 „	3
c) 4 000 „	3 „	8	c) 2 500 „	99 „	5
d) 9 350 „	4 „	3	d) 1 840 „	76 „	4
e) 6 500 „	2 „	5	e) 480 „	138 „	3
f) 7 000 „	3 „	3,5	f) 480 „	141 „	3
g) 9 000 „	4 „	2½	g) 7 832 „	11 „	5
h) 8 640 „	5 „	4	h) 4 200 „	8 Jhr.	3½
i) 9 000 „	6 „	5¼	i) 1 170 „	11 Mon.	3½
k) 17 800 „	7 „	4,5	k) 5 600 „	49 Tg.	4½
l) 29 700 „	8 „	5	l) 5 648 „	6 Jhr.	6¼
m) 6 000 „	5 Mon.	5	m) 2 340 „	5 Mon.	4½
n) 6 000 „	6 „	5	n) 64 800 „	21 Tg.	3⅛

Fortsetzung Seite 77.   Fortsetzung Seite 77.

Kapital	Zeit	Zinsfuß =%	Kapital	Zeit	Zinsfuß =%
o) 8 640 ℳ	7 Mon.	4	o) 3 690 ℳ	9 Jhr.	$3\frac{1}{2}$
p) 2 340 „	5 „	4,5	p) 2 100 „	7 Mon.	3,5
q) 7 837 „	4 „	3	q) 144 000 „	41 Tg.	$2\frac{1}{4}$
r) 2 583 „	3 „	4	r) 7 296 „	5 Jhr.	$3\frac{3}{4}$
s) 1 500 „	4 „	4	s) 5 400 „	3 Mon.	3,5
t) 800 „	60 Tg.	4	t) 12 000 „	72 Tg.	$1\frac{1}{2}$
u) 900 „	33 „	4	u) 2 835 „	8 Jhr.	$5\frac{5}{6}$
v) 1 360 „	44 „	5	v) 60 000 „	7 Mon.	4,5
w) 1 000 „	99 „	4	w) 1 860 „	25 Tg.	$3\frac{3}{4}$
x) 3 000 „	40 „	3	x) 14 820 „	19 „	4

Die Bruchprozentsätze verwandle man in unechte Brüche und setze sie in den Bruchstrich ein.

Beispiel: 7 840 ℳ $4\frac{1}{2}$ % 71 Tage

also:

$$\frac{9 \times 7840 \times 71}{36000 \times 2} = ?$$

2.	Kapital	Zinsfuß %	Zeit		Kapital	Zinsfuß %	Zeit
a)	7 800 ℳ	$5\frac{3}{4}$ %	79 Tage	a)	9 660 ℳ	$3\frac{3}{4}$ %	168 Tage
b)	18 000 „	$3\frac{1}{2}$ „	69 „	b)	8 000 „	$4\frac{1}{2}$ „	71 „
c)	713 „	$4\frac{1}{2}$ „	57 „	c)	9 660 „	$3\frac{3}{4}$ „	168 „
d)	2 760 „	$4\frac{1}{2}$ „	28 „	d)	9 000 „	4,5 „	5 Mon.
e)	9 840 „	$3\frac{3}{4}$ „	42 „	e)	45 000 „	4,5 „	2 „
f)	3 339 „	$2\frac{1}{2}$ „	144 „	f)	135 000 „	$3\frac{1}{2}$ „	3 „
g)	34 540 „	4,5 „	45 „	g)	8 900 „	4,5 „	2 „
h)	5 678 „	3,75 „	67 „	h)	9 780 „	$3\frac{1}{2}$ „	9 „
i)	3 925 „	$3\frac{3}{4}$ „	96 „	i)	2 583 „	4 „	3 „
k)	999 „	$5\frac{1}{2}$ „	5 „	k)	7 837 „	3 „	4 „
l)	5 948 „	$3\frac{1}{3}$ „	135 „	l)	19 000 „	5,5 „	3 „

Sind die **Pfennig**beträge beim **Kapital** weniger als 50 ₰ bleiben sie ganz unberücksichtigt; von 50 ₰ an rechne man sie als volle Mark.

Also: 1345,45 ℳ Kapital = 1345 ℳ

      1345,51 „   „   = 1346 „

3.		Kapital	Zinsfuß %	Zeit	
	a)	234,10 ℳ	$1\frac{1}{4}$ %	1	Jahr
	b)	71 070,65 „	$1\frac{1}{5}$ „	1	„
	c)	425,56 „	$3\frac{1}{4}$ „	1	„
	d)	327,95 „	$4\frac{1}{2}$ „	1	„
	e)	773,37 „	$3\frac{1}{2}$ „	1	„
	f)	9 000,40 „	4 „	7	Mon.
	g)	64 780,70 „	6 „	11	„
	h)	3 240,40 „	$3\frac{1}{2}$ „	4	„

i)	41,50 ℳ	6	%	82 Tage
k)	131,75 „	4	„	14 „
l)	2 002,05 „	5	„	55 „
m)	36 600,60 „	6	„	5 Mon.
n)	111,15 „	$2^1/_4$ „		1 Jhr.

Aufsuchung des Zinsfußes.

Die Frage nach dem Zinsfuß ist wie bei der Prozentrechnung gleich der Frage: Bei 100 wieviel? Sie erstreckt sich jedoch gleichzeitig auf die Normalzeit = 1 Jahr.

Beispiele:

$$7000 \text{ ℳ in 1 Jhr. } 280 \text{ ℳ Zinsen} \quad \Big\} \quad \frac{280 \;\; ? \;\; 100 \;\; 1}{7000 \quad 1} = 4\%$$
$$100 \text{ „ „ 1 „ ?}$$

$$7000 \text{ „ „ 4 „ } 1120 \text{ ℳ} \quad \Big\} \quad \frac{1120 \;\; ? \;\; 100 \;\; 1}{7000 \quad 4} = 4\%$$
$$100 \text{ „ „ 1 „ ?}$$

$$7000 \text{ „ „ 6 Mon. } 140 \text{ ℳ} \quad \Big\} \quad \frac{140 \;\; ? \;\; 100 \;\; 12}{7000 \quad 6 \text{ Mon.}} = 4\%$$
$$100 \text{ „ „12 „ ?}$$

$$7000 \text{ „ „ 90 Tg. } 70 \text{ ℳ} \quad \Big\} \quad \frac{70 \;\; ? \;\; 100 \text{ in } 360 \text{ Tg.}}{7000 \text{ in } 90 \text{ Tg.}} = 4\%$$
$$100 \text{ „ „ 360 „ ?}$$

Regel:

$$\frac{\text{Zinsen} \times 100 \;\; (1200) \;\; (36\,000)}{: \text{Kapital} \times \text{Zeit}}$$

4. Berechne den Zinsfuß für folgende Aufgaben.

a)	7 800 ℳ	Kapital	312	ℳ Zinsen	1	Jahr
b)	10 750 „	„	645	„ „	3	„
c)	450 „	„	729	„ „	18	„
d)	300 „	„	165	„ „	11	„
e)	7 200 „	„	2160	„ „	5	„
f)	8 640 „	„	1728	„ „	5	„
g)	31 500 „	„	3780	„ „	1	„
h)	2 490 „	„	41,50	„ „	6	Mon.
i)	1 500 „	„	20	„ „	4	„
k)	4 880 „	„	85,40	„ „	7	„
l)	9 700 „	„	291	„ „	6	„
m)	19 000 „	„	261,25	„ „	3	„
n)	8 900 „	„	66,75	„ „	2	„
o)	2 675 „	„	61,30	„ „	5	„
p)	45 000 „	„	337,50	„ „	2	„
q)	22 500 „	„	937,50	„ „	10	„
r)	135 000 „	„	1181,25	„ „	$3^1/_2$	„

5.
		Kapital		Zinsen	
a)	2 800 ℳ Kapital	128,34 ℳ Zinsen	11 Mon.
b)	3 470 „ „	6,55 „ „	17 Tage
c)	30 000 „ „	87,50 „ „	30 „
d)	18 624 „ „	170,72 „ „	55 „
e)	470 „ „	15,45 „ „	240 „
f)	2 200 „ „	24 „ „	46 „
g)	16 420 „ „	139,95 „ „	60 „
h)	24 777 „ „	142,55 „ „	42 „
i)	5 600 „ „	34,30 „ „	49 „
k)	14 400 „ „	36,90 „ „	41 „
l)	7 832 „ „	11,97 „ „	11 „
m)	5 678 „ „	39,60 „ „	67 „

Aufsuchung des Kapitals.

Sie gleicht der Frage nach dem **Hauptwert** verbunden mit der beanspruchten Zeit.

Beispiel: Welches Kapital bringt in 18 Tagen zu 6 % 126 ℳ Zinsen?

Regel:
$$\frac{3s. \times 100 \quad (1200) \quad (36\,000)}{: 3f\beta. \times 3t.}$$

Also:
$$\frac{126 \quad 36\,000}{6 \quad 18} = 42\,000 \text{ ℳ}$$

2220 ℳ Zins. 4 % in 3 Jhr. ? Kap.?
$$\frac{2220 \text{ ℳ } (\text{Zins.}) \times 100}{: 4 \,(3f\beta.) \times 3 \,(3t.)} = 18\,800 \text{ ℳ}$$

61,30 ℳ 5¹/₂ % 5 Mon. ? Kap.?
$$\frac{61,30 \times 1200}{5,5 \times 5} = \frac{613 \quad 1200}{55 \quad 5} = 2674,99 \text{ oder } 2675 \text{ ℳ}.$$

6. **Berechne folgende Kapitalien:**
a)	41 500 ℳ Zins.	5 %	8 Jhr.
b)	11 400 „ „	4¹/₄ „	10 „
c)	15 670 „ „	6 „	9 „
d)	165 „ „	5 „	11 „
e)	645 „ „	2 „	3 „
f)	136 „ „	3¹/₃ „	8 Mon.
g)	47,16 „ „	3,5 „	3 „
h)	85,40 „ „	3 „	7 „
i)	37,55 „ „	3¹/₂ „	11 „
k)	43,88 „ „	4¹/₂ „	5 „
l)	42,82 „ „	3¹/₂ „	7 „

m) 71,40 ℳ Zins. $3\frac{1}{2}$ %   5 Mon.
n) 337,50 „   „ 4,5 „   2   „
o) 126,— „   „ $3\frac{1}{3}$ „ 21 Tge.
p) 34,30 „   „ $4\frac{1}{2}$ „ 49   „
q) 369   „   „ $2\frac{1}{4}$ „ 41   „
r) 70   „   „ 4   „ 63   „
s) 71   „   „ 4,5 „ 71   „
t)   9,66 „   „ 4,5 „ 28   „
u) 85,40 „   „ 3   „ 210   „
v) 134,95 „   „ 5   „ 60   „
w) 142,55 „   „ 5   „ 42   „
x) 282,13 „   „ 5   „ 156   „

Aufsuchung der Zeit.

Regel:
$$\frac{\text{Zi.} \times 100\ (1200)\ (36000)}{\text{Kap.} \times \text{Zfß.}}$$

In welcher Zeit bringen 5000 ℳ Kap. zu 3 % 1350 ℳ Zinsen.

Also:
$$\frac{1350 \times 100}{5000 \quad 3} = 9 \text{ Jahre}$$

oder:
$$\frac{1350 \times 1200}{5000 \quad 3} = 108 \text{ Monate} = 9 \text{ Jahre}$$

oder:
$$\frac{1350 \times 36000}{5000 \quad 3} = 3240 \text{ Tage} = 9 \text{ Jahre.}$$

7. **Ermittele die Zeit für folgende Aufgaben:**

a)   6 000 ℳ Kap. 900   ℳ Zins. 3   % ? Jahre
b)   6 000 „ „ 150   „ „ 5   „ ? Mon.
c)   9 700 „ „ 291   „ „ 6   „ ?   „
d)   2 200 „ „   24   „ „ 8,1 „ ? Tage
e)   5 678 „ „   39,60 „ „ 3,75 „ ? „
f)   5 600 „ „   34,30 „ „ $4\frac{1}{2}$ „ ? „
g)   1 170 „ „   37,55 „ „ $3\frac{1}{2}$ „ ? Mon.
h) 144 000 „ „ 369   „ „ $2\frac{1}{4}$ „ ? Tage
i)   4 880 „ „   85,40 „ „ 3   „ ? „
k)   300 „ „ 165   „ „ 5   „ ? Jahre
l)   6 120 „ „ 136   „ „ $3\frac{1}{3}$ „ ? Mon.
m) 5 400 „ „   47,16 „ „ 3,5 „ ? „

Gemischte Kalkulationsaufgaben.

1. Es sollen 6000 g **gemischtes Zitronenöl** in 10=g=Flaschen abgefaßt werden. Die Mischung soll 7 Teile Spiritus [0,835], das l zu 2,10 ℳ und 5 Teile Zitronenöl das kg 24,60 ℳ enthalten. Flaschenpreis 2,4 ₰, Korken das **Mille** 3,50 ℳ, Etiketten 10 Stck. 2 ₰. Der **Verkaufspreis** pro Fl. ist 20 ₰. a) Wieviel ℳ verdienen wir? b) Welchen %=satz am ganzen Posten? c) Wie teuer stellt sich **eine** Flasche zum Selbstkostenpreis?

2. Von weißem **Dampflebertran** das kg zu 1,15 ℳ im Einkf. sollen 40 Flaschen zu 115 g u. 40 Fl. zu 2,50 g abgefüllt werden. Flaschenpreis 7,2 ₰ u. 11,8 ₰, Korken 1 Mille 4 ℳ, Etiketten 100 Stck. 60 ₰, Kapseln Stck. 1 ₰, Verkk. 50 und 75 ₰. Wieviel beträgt a) der Einkf. jeder Flaschengröße, b) der Verdienst am ganzen Posten? c) Welcher %=satz wurde verdient?

3. **84 l Ungarwein,** das l zu 2,40 ℳ im Einkf., sind in folgender Weise abzufassen und zu kalkulieren:

$$16 \text{ l in } ^1/_1\text{=l=Fl. Glaspreis } 14{,}5 \text{ ₰}$$
$$18 \text{ „ „ } ^3/_4 \text{ „ } \text{ „ } 11{,}4 \text{ „}$$
$$24 \text{ „ „ } ^1/_2 \text{ „ } \text{ „ } 9{,}3 \text{ „}$$
$$15 \text{ „ „ } ^3/_8 \text{ „ } \text{ „ } 7{,}0 \text{ „}$$
$$11 \text{ „ „ } ^1/_8 \text{ „ } \text{ „ } 5{,}6 \text{ ₰}$$

Das Etikett kostet 1, der Kork 0,8, die Kapsel 1,2 ₰. Verkaufspreise: $^1/_1$ l 3,25 ℳ, $^3/_4$ l 2,75 ℳ, $^1/_2$ l 2,25 ℳ, $^3/_8$ l 1,75 ℳ, $^1/_8$ l 0,60 ℳ. Wieviel verdient man a) an jeder einzelnen Größensorte, b) am ganzen Posten, c) welchen %=satz macht letzteres aus?

4. Eine **Reklamewand,** 25 m hoch, 60 m breit, soll mit hell= blauer Farbe gestrichen werden. 20 qm Fläche verlangen 1 Kilo Farbe nach folgender Vorschrift und zu folgenden Preisen:

$$\text{Bleiweiß} \quad 170 \text{ Teile kg } 0{,}55 \text{ ℳ}$$
$$\text{Bergblau} \quad 8 \text{ „ } \text{ „ } 1{,}60 \text{ „}$$
$$\text{Terpentinöl } 18 \text{ „ } \text{ „ } 0{,}90 \text{ „}$$
$$\text{Firnis} \quad 54 \text{ „ } \text{ „ } 0{,}87 \text{ „}$$

Wie teuer ist der Anstrich?

5. **Desgl. Grüne Wand,** 48 × 61 m. Gleiche Bedingung.

$$\text{Bleiweiß} \quad 2 \text{ Teile kg } 0{,}52 \text{ ℳ}$$
$$\text{Chromgrün } 0{,}5 \text{ „ } \text{ „ } 0{,}62 \text{ „}$$
$$\text{Firnis} \quad 5{,}5 \text{ „ } \text{ „ } 0{,}84 \text{ „}$$

Die gleiche Frage!

6. **Desgl. Grüne Fläche, 28 × 60 m.**

    Bleiweiß   11   Teile kg 0,55 ℳ

    Terpentinöl 5   „   „ 0,90 „

    Firnis   9,5   „   „ 0,85 „

    Grün   2,5   „   „ 0,72 „

Die gleiche Frage!

7. Wie teuer stellt sich **1 kg Coldcream** laut folgender Vorschrift und Preise:

    Wachs, weiß   7,5 Teile kg 4,10 ℳ

    Walrat   9,5   „   „ 3,70 „   Auf 50 g Salbe

    Mandelöl, süß 59,—   „   „ 4,20 „   1 Tropfen

    Rosenwasser 30,—   „   „ 0,40 „   Rosenöl

Rosenöl **dkg** 9 ℳ, 50 Tropfen = 1,0 g

8. Kalkuliere **1 kg Freßpulver** laut Aufgabe 17 der Mischungsrechnung. Preise pro Kilo: Schwefel 0,19, Glaubersalz 0,08, Lorbeeren 1,60, Salz 0,18, Fenchel 2,40, Bolus 0,18 ℳ.

9. **Desgl. 1 kg Kummerfeldt-Wasser** lt. Aufgabe 23 der Mischungsrechnung. **kg-Preise:** Kampfer 3,80 ℳ, Gummiarab. 1,70 ℳ, Schwefelmilch 1,15 ℳ, Kölnisch Wasser 3,40 ℳ, Kalkwasser 5 ₰.

10. **Wie teuer** stellt sich die Herstellung von **65 kg Eau de Javelle** lt. Aufgabe 25 der Mischungsrechnung, wenn Chorkalk 32 ₰, Soda 13 ₰ pro Kilo kosten und Wasser nicht berechnet wird?

11. **Ein kg Farbe** unter Berücksichtigung **folgender Vorschrift** und Preise ist zu kalkulieren!

    2,5 Teile Zinnober kg 6,40 ℳ

    1,5   „ Mennige   „ 0,70 „

    3,0   „ Zinkweiß   „ 0,60 „

    1,0   „ Sikkativ   „ 1,10 „

    4,0   „ Firnis   „ 0,90 „

---

12. Wieviel kostet **das Kilo Schabenpulver** lt. folgender Vorschrift, Preise und Mengen.

    Insekt.plv. 7,2 Teile   kg 2,70 ℳ

    Borax „   3,1   „   „ 0,34 „

    Zucker „ 2,5   „   3 kg „ 0,85 „

    Hafermehl 2,2   „   „ 0,90 „

    Salizylsäure 1,0   „   „ 2,60 „

13. **12 kg Wanzentinktur**

Benzol	6,5	Teile kg	0,36 ℳ
Kienöl	2,5	„ „	0,46 „
Mirbanöl	1,0	„ „	0,90 „
Terpentinöl	2,0	„ „	1,10 „
Paraffinöl	3,0	„ „	0,70 „

sind abzufassen je zur Hälfte in 100=g= und 250=g=Flaschen. Flaschenpreise: 6,5 und 11 ₰. Korken und Etiketten für alle Flaschen, 0,70 ℳ. **Verkf.** 0,50 ℳ und 1,00 ℳ. Wieviel verdienen wir am ganzen Posten, ohne die Arbeit zu kalkulieren? Wieviel verdienen wir an der einzelnen Flaschengröße?

14. **Tonfixierbad**

100	Teile	Natr. subsulfuros.	kg	0,18 ℳ
11	„	Ammon. rhodanat.	„	1,80 „
3	„	Alumen	„	0,20 „
3	„	Acid. citric.	„	2,35 „
4	„	Plumb. nitric.	„	1,15 „
4	„	„ acetic.	„	85 „
30	„	Sol. auri chlorati 1 %,	g	1,90 „
415	„	Aq. dest.	kg	0,02 „

Abzufassen in 150=Grammflaschen, Flaschenpreis 5 ₰, Etifett usw. 2,5 ₰. a) Herstellungspreis eines Kilos? b) Wieviel % verdienen wir an der Flasche Tonfixierbad, wenn wir sie mit 50 ₰ verkaufen?

15. Eine Kiste **Sapo oleaceus**, Brutto 74, Tara 10 kg. Der Inhalt trocknet auf 54 kg ein. ? % ist der Verlust?

16. Eine Vorschrift zu **Mundwasser** lautet:

7	g	Ol. Menth. pip.,	100 g	7,00 ℳ
6	„	„ Anisi	100 „	1,40 „
0,5	„	„ Caryophyll.	100 „	1,20 „
50	„	Tinct. Myrrhae	1 kg	2,20 „
2,5	„	Farbe	100 g	0,40 „
1	l	Spiritus	1 l	1,80 „

Es ergeben sich 15 Flaschen davon. Flaschenpreis 7 ₰, Spritz= fork 5 ₰, Etifett 2 ₰ pro Flasche. Wieviel kostet uns: a) der Inhalt einer Flasche? b) 1 Flasche mit Inhalt?

17. Es sind 600 **g verdünntes Parfüm** aus 9 Teilen Spiritus und 1 Teil Concentration angefertigt worden. Spiritus [0,835] kostet pro Liter 2,10 ℳ, Concentrat. kostet das Hectog. 22 ℳ. Wieviel kosten **100 g** der fertigen Mischung?

Lösung:

$$9 \text{ Teile} = 540 \text{ g}$$
$$1 \text{ „} = \underline{ 60 \text{ „}}$$
$$10 \text{ Teile} = 600 \text{ g}$$

$$\frac{2,10 \;\mathcal{M} \qquad 540}{835} = 1,34 \;\mathcal{M}$$

$$\frac{22 \;\mathcal{M} \qquad 60 \qquad 13,20 \;\mathcal{M} + 1,34}{100 \qquad\qquad = 14,54 \;\mathcal{M} : 6 = \mathbf{2,43} \;\mathcal{M}.}$$

18. Es sind 20 kg **Mundwasser** laut folgender Vorschrift zu kalkulieren:

2400	Teile	Spiritus [0,835]	**Liter**	2,10 $\mathcal{M}$
24	„	Ol. Menth. pip.	hg	6,40 „
3	„	„ Anisi vulg.	kg	16,00 „
1	„	„ Caryophilli	„	11,40 „
10	„	„ Eucalypti	„	17,00 „
2	„	Alcannin	hg	3,40 „
160	„	Tinct. Myrrhae	kg	2,40 „
1400	„	Aq. destill.	„	0,04 „

Es sollen davon folgende Mengen abgefaßt werden:

4500 g in	90-g-Flaschen,	Glaspreise	13,5 $\text{\delta}$	
6250 „ „ 125	„	„	17,8 „	
6000 „ „ 200	„	„	21,0 „	
Der Rest „ 250	„	„	23,5 „	

Der Spritzkork für jede Fl. kostet im Durchschnitt 8,6 $\text{\delta}$, Etikett usw. 1,2 $\text{\delta}$. Der **Verkauf** der einzelnen gefüllten Flasche ist: 0,75, 1,00, 1,50, 2,00 $\mathcal{M}$.
Wieviel verdienen wir a) an dem ganzen Posten? b) an der einzelnen Flaschengröße? c) Welcher Prozentsatz ist das bei Frage a?

19. **Pulvis salicyl. c. Talco**

Salicyl-Säure	15	Teile,	kg	2,90 $\mathcal{M}$
Reißmehl	185	„	„	0,95 „
Talcum	800	„	„	0,22 „

Es sind 16 kg anzufertigen. a) Wieviel an Gewicht braucht man von jedem Bestandteil. b) Welchen Nutzen haben wir am kg durch das Selbstanfertigen, wenn wir das kg fertig= gekaufte Ware mit 65 $\text{\delta}$ bezahlen müssen?

20. 1000 **Pakete Fliegenpapier** zu 10 Blatt, jedes Blatt mit 0,01 g Arsenik, sind herzustellen. 10 Blatt erfordern 1 Kuvert. Arsen.: kg 0,70 $\mathcal{M}$, Pottasche, gleiche Menge, kg 0,60 $\mathcal{M}$, Fliegenholz, gleiche Menge, kg 0,50 $\mathcal{M}$. Ferner sind zu be= rechnen: 10 000 Bogen 7,20 $\mathcal{M}$, 1000 Kuverts 2,80 $\mathcal{M}$, 9 Stunden Arbeit zu 60 $\text{\delta}$, 1 Stunde Feuerung 20 $\text{\delta}$. Wir

verkaufen das Päckchen mit 4 ₰. Wieviel a) ℳ, b) % verdienen wir?

21. 1 Faß mit **Insektenpulver,** Brutto 64, Tara 14 kg, koftet
ab Trieft inklufive Faß 180 ℳ, dazu treten 17,60 ℳ Fracht,
40 ₰ Rollgeld. Mit 1 kg kann man 25 kleine Schachteln
und 10 große füllen. Der Preis für die leeren Schachteln
ift 5 ₰ und 3,5 ₰. Die große enthält 40 g, die kleine 24 g.
Verkaufspreis 50 und 25 ₰. Wieviel kostet a) die große, die
kleine Schachtel gefüllt. b) Wieviel % verdienen wir an jeder
Sorte?

22. **Möbelpolitur** besteht aus 18% Schellack, 6% Leinöl, 1%
Mirbanöl und 75% Spiritus. Es sind 50 Fl. zu 120 g
abzufüllen. Flaschenpreis 4,7 ₰, Korken, Kapseln, Etiketten für
alle Fl. 75 ₰. Schellack kg 3,40 ℳ, Leinöl kg 90 ₰, Mirbanöl
kg 0,90 ℳ, 1 l Brennspiritus [0,835] 33 ₰. a) Wieviel
koftet die Herstellung einer Flasche? b) Welcher Prozentsatz
wird verdient, wenn wir die Flasche Politur mit 50 ₰ verkaufen?

23. **Zitronenfaft, 10 kg,** Einkf. kg 0,95 ℳ, sollen abgefaßt
werden, und zwar der 4. Teil in ¹/₈ l ⎫
       „ 2. „   „   ¹/₄ l ⎬ Flaschen
       „ 4. „   „   ¹/₂ l ⎭
Die Flaschenpreise sind für ¹/₈ l 6,5 ₰, ¹/₄ l 9,5 ₰, ¹/₂ l
13 ₰ pro Flasche. Die Etiketten für **alle Flaschen** koften 1 ℳ,
Korke und Kapseln 60 ₰. Wieviel % verdienen wir an dem
ganzen Poften, wenn die ¹/₂-l-Fl. Saft mit 1 ℳ, die ¹/₄-l-Fl.
mit 60 ₰ und die ¹/₈-l-Fl. mit 30 ₰ **verkauft** wird?

24. **12 kg Fleckwasser** herzustellen aus: Benzin 11 Teile, Aether
3 Teile, Tetrachlorkohlenstoff 10 Teile. Die kg-Preise sind
für Benzin 0,34 ℳ, Aether 3,40 ℳ, Tetr. 0,95 ℳ.
    ³/₄ der Menge ist abzufassen in Flaschen zu   90 g
    ¹/₄   „   „   „   „   „   „   „   200 „
Flaschenpreise kleine Sorte 6,1 ₰, große Sorte 9,3 ₰. Etiketten
und Korke für **alle Fl.** 1,55 ℳ. Verkauf 90-g-Fl. zu 40 ₰,
200-g-Flasche zu 80 ₰. Welcher Prozentsatz wird am ganzen
Poften verdient, ohne daß die Arbeit berechnet wird?

25. **100 Fl. 6¹/₂%iger Essig** zu 700 g aus 30%iger Essigsäure, kg 0,32 ℳ und Aq. destill. kg 0,02 ℳ. Flaschenpreis 2,5 ₰, Kork usw. 1¹/₂ ₰. 45% Verdienst am Verkauf.
Wie teuer ist **eine Flasche** a) im Einkf., b) im Verkf.?

26. **200 Fl. 6¹/₄%iger Essig** zu 650 g aus 60%iger Säure,
kg 48 ₰ und Aq. destill. kg 3 ₰. Flasche 3, Kork usw.

1 ₰. 45% am **Verkauf.** Dieselben Fragen aus voriger Aufgabe!

27. **Franzbranntwein.** Vorschrift:

    5,5 Teile Aq. dest. kg 2,5 ₰

    4,5 „ Spirit. **Liter** 2,10 ℳ [0,835]

    1,0 „ Essenz kg 4 ℳ

Abzufassen sind folgende Mengen:

30 kg in	150 g-Flaschen,	Glaspreise	6,5 ₰
25 „ „	250	„	„	9,0 „
18750 g „	375	„	„	11,0 „
12500 „ „	500	„	„	13,5 „
23750 „ „	950	„	„	16,0 „

Kapseln, Kork und Etikett pro Fl. 2 ₰. Wieviel kosten a) 1 kg Franzbranntwein? b) die einzelnen Fl.-Größen? c) Wie teuer sind letztere zu verkaufen, wenn 40% am **Ver-kauf** verdient werden müssen?

28. Von **20 kg Malz-Extrakt** sollen 8 kg in 200 g-, 12 kg in 500 g-Flaschen abgefüllt werden. Preise: 1 kg Extrakt 1,10 ℳ, Flaschenpreise 6,5 und 9,5 ₰, Kapseln usw. pro Flasche 1,5 ₰. **Verkauf** 0,60 ℳ und 1,20 ℳ. Wieviel Prozent verdienen wir a) an der kleinen, b) an der großen Flasche? c) am ganzen Posten?

29. **25 kg Mäuse-Weizen, 0,5% ig.** kg Strychnin. nitric. 66 ℳ, kg Weizen 0,56 ℳ, 40 g Fuchsinrot, hg 90 ₰, 2 g Saccharin, dkg 40 ₰. Wieviel kostet 1 kg Strychnin-weizen?

30. 100 Flaschen 14% iger **Essigsprit,** herzustellen aus 80% iger Säure und Wasser. Preise: Säure kg 0,78 ℳ, Aq. dest. kg 2 ₰, Flaschenpreis 9,8 ₰, Etikett usw. 1½ ₰. Es sind ³/₄ l-Flaschen. Wir wollen am **Verkauf** 45% verdienen. Wie hoch ist der Verkauf der einzelnen Flasche?

31. Ein Faß mit 96% **igem Weingeist** [0,835] wiegt Brutto 49 kg, Tara 7,25 kg. Sein Inhalt kostet das **Liter** 2,05 ℳ und soll durch **Wasserzusatz** auf 80% verdünnt werden. Wieviel kostet ein 1 des verdünnten Weingeistes?

32. Ein Faß 96% **iger Weingeist** [0,835], Brutto 100 kg, Tara 16,5 kg, kostet pro 1 2,15 ℳ. Der Inhalt ist bis auf 60% zu verdünnen. Wieviel kostet 1 l verdünnter Spir.?

33. **1 Kiste Schellack, orange,** Brutto 57, Tara 11 kg, Einkf. kg 2,04 ℳ, Spesen 9 ℳ, wird mit 118 ℳ verkauft. Wieviel beträgt a) der Verdienst in ℳ, b) in Prozenten aus-gedrückt?

34. **4 kg 12 % ige graue Quecksilbersalbe** sind herzustellen aus 33⅓ % iger Salbe, kg 3,40 ℳ und Adeps, kg 1,90 ℳ. Wieviel kostet uns **1 kg** fertige Salbe?

35. Berechne **1 kg Postkutschenlack** laut Vorschrift (Aufgabe Nr. 22 der Mischungsrechnung). kg=Preise: Chromgelb 0,60, Lärchenterpentin 2,40, Terpentinöl 0,95, Dammarlack 1,80 ℳ.

36. Ein Ballon Salmiakgeist 0,910 (= 25 %). Der Inhalt soll bis auf 10 % verdünnt werden mit Aq. dest. kg=Preise: für Salm. 0,38 ℳ, für Aq. 0,02 ℳ. Wie teuer stellt sich 1 kg 10 % iger Inhalt? Vorhanden 67 Brutto, 11 kg Tara!